脱・しくじりプレゼン
言いたいことを言うと伝わらない！

編著
八幡紕芦史
国際プレゼンテーション協会理事長

著
竹本文美
JCHO東京城東病院副院長

田中雅美
津田沼中央総合病院病理診断科

福内史子
葉山ハートセンター腎臓内科・
血液浄化センター部長

医学書院

【編著者紹介】
八幡紕芦史　YAHATA Hiroshi
経営戦略コンサルタント/特定非営利活動法人国際プレゼンテーション協会理事長/一般社団法人プレゼンテーション検定協会代表理事/アクセス・ビジネス・コンサルティング株式会社代表取締役
日本におけるプレゼンテーション分野の第一人者。企業や官公庁や自治体でのプレゼンテーション教育、大学での教鞭、多種業界での講演活動、関連書籍や雑誌の執筆多数。本書は、著書『パーフェクト・プレゼンテーション』（2007年）に基づき、医療現場に特化して、現役の医療従事者とともに執筆。プレゼンテーション力を向上するために国際プレゼンテーション協会の研究チームを結成した著者らとともに、研究成果の周知と活用を目的に本書を手がけた。

【著者紹介】
竹本文美　JCHO 東京城東病院副院長
田中雅美　津田沼中央総合病院病理診断科
福内史子　葉山ハートセンター腎臓内科・血液浄化センター部長

※本書の著作権は編著者ならびに著者が保有します。

脱・しくじりプレゼン―言いたいことを言うと伝わらない！

発　　行　2018年10月1日　第1版第1刷©
編　　著　八幡紕芦史
　　　　　　やはたひろし
発行者　株式会社　医学書院
　　　　代表取締役　金原　俊
　　　　〒113-8719　東京都文京区本郷1-28-23
　　　　電話　03-3817-5600（社内案内）
印刷・製本　永和印刷

本書の複製権・翻訳権・上映権・譲渡権・貸与権・公衆送信権（送信可能化権を含む）は株式会社医学書院が保有します．

ISBN978-4-260-03191-2

本書を無断で複製する行為（複写，スキャン，デジタルデータ化など）は，「私的使用のための複製」など著作権法上の限られた例外を除き禁じられています．大学，病院，診療所，企業などにおいて，業務上使用する目的（診療，研究活動を含む）で上記の行為を行うことは，その使用範囲が内部的であっても，私的使用には該当せず，違法です．また私的使用に該当する場合であっても，代行業者等の第三者に依頼して上記の行為を行うことは違法となります．

JCOPY　〈出版者著作権管理機構　委託出版物〉
本書の無断複製は著作権法上での例外を除き禁じられています．複製される場合は，そのつど事前に，出版者著作権管理機構（電話 03-5513-6969，FAX 03-5513-6979，info@jcopy.or.jp）の許諾を得てください．

まえがき

　もし、あなたがこれまでに「伝える技術（プレゼンテーション）」を学んだことがなければ、きっと無意識のうちに、あるいは本能のままに、頭に浮かんだことをそのつど、口から発しているに違いない。それも専門的な話を、専門用語を使いながら。
　そうだとするなら、きっと、あなたの大切な患者さんの頭の上には、「この先生は何を言いたいんだろう？」とハテナマークがついているはずだ。もちろん、あなたには見えないが、相手はそう思っている。思っていても、よほどのことがない限り、あなたに聞き返すことはない。聞き返さず何となく流してしまう。その結果は火を見るより明らかだ。

　あなたが学会発表でネフローゼ症候群診療ガイドラインについて口演することになったとする。あなたは直前になって、きっと、あっちこっちからデータを引用し多くのスライドを作成する。過去のセミナーで使ったファイルからパーツをコピーする。その結果、膨大な量のスライドができあがる。ぶっつけ本番の口演では、スライドをとっかえひっかえしながら、猛烈なスピードで話をする。
　プレゼンテーションを終えた後、果たして聴き手はあなたが伝えたい内容を本当に理解してくれただろうか。日頃の激務のせいで、途中で居眠りをしてしまったかもしれないし、これをチャンスとばかり、あなたの話をそっちのけで、追われている仕事の片付けに精を出していたかもしれない。

　この本は、人に何かを伝えようとする場面で、あなたがきっと犯しているであろう失敗を集めた。それも、わかりやすくマンガで示した。きっと、あなたは、「そうそう、こんな経験をしたことがある」と共感するにちがいない。たとえ「そんなことはない」と思っても、あなたは知らず知らずのうちに同じ失敗をしている可能性が大だ。伝わったか伝わらなかったかは、自分では確認できないからだ。あなたがそんな失敗を犯さないために、失敗の原因やその対策、

あるいは、どうすれば効果的かつ効率的に自分の意見や考えを伝えることができるか、そのセオリーとテクニックをお教えする。

　あなたが人に何かを伝えようとするとき、まず「プレゼンの戦略」を立て、聴き手を分析する。聴き手は誰で、何を聴きたがっているか、どんな話にメリットを感じるか。そして、伝える目的を明確にし、伝える場所や環境を考慮に入れておく。

　次に「シナリオ」を組み立てる。思いついたまま話をすると、聴き手は迷子になってしまう。聴き手が遭遇している、あるいは遭遇しそうな課題を提起する。例えば、「この症状が重篤になる要因は何でしょうか？」などと。そうすれば、聴き手は「なんだろうか？」と興味をもつ。そして、「それは…」と結論を述べる。次に、その理由を論理的に組み立てて説明する。そうすれば、あなたは頭脳明晰な印象を与える。

　シナリオが完成したら、次に「デリバリー」をする。つまり聴き手を前にして実際に伝えるわけだ。ここであなたはスクリーンやパソコンの画面に向かって話をしないこと。聴き手に向かって聴き手の目を見ながら話をすること。そうすれば、聴き手とのコミュニケーションが成り立つ。そうすれば、あなたは「信頼できる先生だ」と思われる。スライドはプレゼンのツールであって主役ではない。主役は話し手であるあなた自身だ。

　プレゼンが終わった後、聴き手からの質問に対応しなければならない。ここで気を抜いてはいけない。もし、聴き手からの質問にきっちり答えることができなかったり、適当に誤魔化したりすると、すべてが台無しになる。質疑応答の技術をマスターして、聴き手からのさらなる信頼を獲得することだ。

　あなたがこの本を最後まで読み進め、プレゼンのセオリーとテクニックをマスターし実践すれば、あなたはしくじることはない。

２０１８年９月　　八幡　紕芦史

CONTENTS

まえがき ─────────────── 八幡紕芦史　III

I. 準備　001

- 01 ・ 言いたいことを言うのがプレゼン？ ───── 八幡紕芦史　002
- 02 ・ スライド作りで力尽きる ───── 006
- 03 ・ 手抜きのプレゼン ───── 010
- 04 ・ 謝罪と弁解のプレゼン ───── 014
- 05 ・ 見かけだけのプレゼン ───── 018

II. 戦略 − 聞き手分析　023

- 06 ・ 聴き手は誰？ ───── 竹本文美　024
- 07 ・ 聴き手を詳細に分析する ───── 028
- 08 ・ 聴き手の課題を知る ───── 032
- 09 ・ 聴き手の「目的・目標」を知る ───── 036
- 10 ・ 行動を起こさせるために ───── 040

III. 戦略 − 場所・環境分析　045

- 11 ・ 明るさと温度 ───── 田中雅美　046
- 12 ・ プレゼン・ツールのリスク ───── 050
- 13 ・ ルームレイアウトの失敗 ───── 054
- 14 ・ 交通トラブルを想定する ───── 058

IV. シナリオの構築　063

- 15 ・ 思いつきで話すプレゼン ───── 田中雅美　064
- 16 ・ 聴き手に当事者意識をもたせる ───── 068
- 17 ・ 以心伝心では伝わらない ───── 072
- 18 ・ 「3つ」の約束 ───── 竹本文美　076
- 19 ・ シナリオはロジカルに組み立てる ───── 080
- 20 ・ この話はどこへいくの？ ───── 福内史子　084
- 21 ・ イントロダクションの失敗 ───── 088

22	ボディの失敗	092
23	コンクルージョンの失敗	096

V. デリバリー　　101

24	アイ・コンタクトをしないと…	田中雅美	102
25	非言語表現		106
26	ビジーなスライド	竹本文美	110
27	関係性を図で表す		114
28	見せるステップ		118

VI. 双方向のプレゼン　　123

29	とんちんかんな答え	八幡紕芦史	124
30	答えは結論から		128
31	想定外の質問		132
32	ケンカ腰の質疑応答		136
33	墓穴を掘る		140
34	答えられない質問に答える方法		144
35	対話型講義のDoとDon't	竹本文美	148
36	患者さんの合意を得るために		152
37	話し手から仕掛ける質疑応答		156

VII. 応用編　　161

38	期待に反した結果のプレゼン	福内史子	162
39	蛇足のプレゼン		166
40	悪い知らせの伝え方		170
41	プレゼンでは適度に緊張すべし		174

あとがき	八幡紕芦史	179

イラスト　　　鬼方美香
ブックデザイン　小口翔平＋三森健太＋喜來詩織（tobufune）

I

準 備

01

言いたいことを言うのがプレゼン？

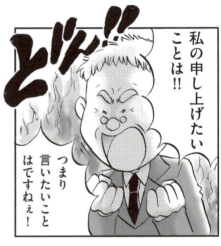

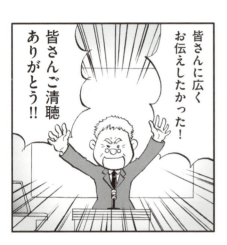

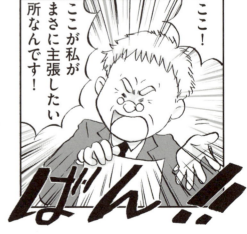

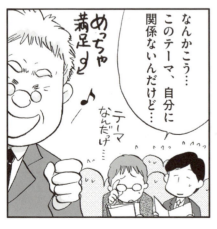

役に立たないプレゼン

　このベテラン医師は自分が言いたいことを身振り手振りを交えて力説した。それにもかかわらず、最終的に聴き手にとって何の役にも立たなかった。何が失敗の原因だろうか。聴き手にとって内容が難解すぎて理解できなかったからか。テーマが高尚すぎて途中で興味をなくしてしまったからか。あるいは、話し方が稚拙で何を言っているかわからなかったからか。
　いや、本当の原因は別のところにある。それは、プレゼンそのものに対する話し手の誤解だ。その誤解のせいで、この医師のプレゼンは聴き手にとって全く役に立たなかった。

聴き手の聴きたいことを話す

　あなたは、"プレゼン"という言葉から何をイメージするだろうか。きっと、「自分が言いたいことを言うこと」とか、「大勢の前に立って話すこと」とか、あるいは、「カッコいいスライドをつくること」などと考えているに違いない。
　しかし、それらはプレゼンに対する大いなる誤解だ（図）。

　冒頭のケースの失敗は、プレゼンで「自分の言いたいこと」を滔々と喋ることに終始してしまったからだ。
　例えば、あなたが得意な不整脈の「発生メカニズム」について話をしたいと思っているとしよう。もし、聴き手がそれを知りたければプレゼンは成功する。しかし、聴き手が発生メカニズムよりも具体的な「対応」について知りたければ、残念ながら、あなたのプレゼンは聴き手の聴きたい内容ではない。つまり、失敗に終わってしまうわけだ。
　いくらあなたが言いたいと思っていても、聴き手が聴きたくないと思ってしまえば、あなたのプレゼンは成り立たない。あくびをかみ殺しながらうつろな目をしている聴き手にプレゼンすることほど惨めなものはない。
　逆に、「そうそう、これが聴きたかった」とか、「これが知りたかった。なるほどねえ」などと聴き手が思えば、あなたのプレゼンは大成功だ。

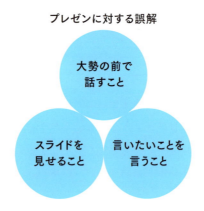

[図] 3つの誤解

　もしあなたが「プレゼンが上手な先生」と評価されたければ、あなたが話したいことを話すのではなく、聴き手が聴きたいことを話すことだ。

プレゼンは聴き手へのプレゼント

　これからは、プレゼンとは聴き手の聴きたいこと、つまり、聴き手にとってメリットのある話をすること、そう考えよう。
　プレゼンの語源は"プレゼント"だ。
　きっと、あなたは最愛の人の誕生日にプレゼントをするとき、自分があげたいものをあげるのではなく、相手が欲しいものを贈るだろう。それはプレゼンも同じことだ。
　あなたにはプレゼンを行う目的がある。たとえば、臨床試験の結果を報告し広く医学界に貢献したい。新しい学説を紹介し自らの名声を高めたい。あるいは、専門誌に論文を掲載し専門家として認めてもらいたいなど。
　しかし、聴き手があなたの報告に賛同するかどうかは、あなたのプレゼン次第だ。聴き手はあなたの名声を高めるためにプレゼンを聴くわけではない。自分にとってメリットがあれば、あなたの報告に賛同する。つまり、聴き手には聴く目的がある。これからは聴き手の目的を達成するプレゼンをしよう。聴き手の聴く目的が達成されプレゼンが成功することによって、最終的にあなたの目的を達成することができる。

一対一でもプレゼン

　あなたは、プレゼンとは学会発表や研究会、あるいはカンファレンスや院内セミナーなど多人数の聴き手の前に立って、症例や自分の研究内容について話すことと考えているかもしれない。しかし、それだけではない。一対一の場面で、例えば、患者に対して診断結果について説明することも、コメディカルスタッフに対して服薬方法について話をすることも立派なプレゼンだ。それに、口頭で説明することだけがプレゼンではない。論文や研究計画書、病歴サマリーを書くことも、さらには専門誌に投稿することもプレゼンと言っても過言ではない。"伝える"という観点からは、それらもプレゼンそのものだ。

　つまり、あなたは日々プレゼンをしているわけだ。これからは"伝える"をキーワードとしてプレゼンをとらえてみよう。そうすると、あなたのプレゼン力は飛躍的に向上する。要するに、日々あなたのプレゼン力が問われていること、そして、日々練習の機会があるということだ。

　もうひとつ大きな誤解がある。それはプレゼンとは「スライドをつくること」という考え方。あなたは膨大な量のスライドをつくり、それを見ながらプレゼンをする。あなたにとってスライドは強い味方だろう。途中でつまっても、忘れてしまっても、スライドを見れば思い出せる。

　では、聴き手にとってはどうだろうか。次の項で解説しよう。

教訓！
1. 自分の言いたいことを言うことがプレゼンではない
2. 聴き手の聴きたいことを話せばプレゼンに成功する
3. プレゼンは聴き手へのプレゼント！

02
スライド作りで力尽きる

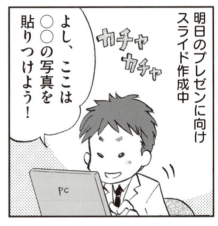
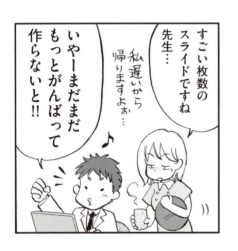
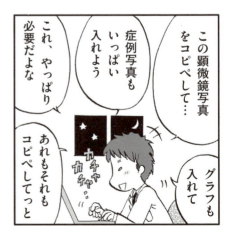
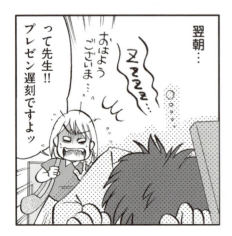

迷惑なプレゼン

あなたは勉強会でプレゼンをするよう頼まれた。当日まではまだ時間があるし、そんなに難しくないテーマだから、前日の夜に準備すればいいと思った。ところが前日に緊急入院があり、その日は多忙を極め、結局準備を始めたのは夜の10時過ぎ。慌ててインターネットで文献を調べるが、昼間の疲れで集中力が続かない。仕方なく、いくつかの図表を切り貼りしてスライドを作成。後はプレゼンの直前に資料に目を通せばいいと、力尽きてそのまま仮眠する。

こうなると、当日のプレゼンの失敗は目に見えている。挨拶もそこそこに「昨日、急患がありまして…」と言い訳しながらプレゼン開始。切り貼りのスライドを投影しながら説明し続ける。ところが、スライドづくりに時間がかかって、ガイドラインの改訂のポイントが頭に入っていない。しどろもどろ状態…。

これでは、聴き手からのブーイングが百出しても不思議はない。

プレゼンはスライドを作ることではない

あなたは、プレゼンといえば「スライドを作ること」と誤解していないだろうか。もしそうならプレゼンの準備をする段階で、あなたは最初にパソコンを立ち上げるはずだ。そして、プレゼンソフトのアイコンをクリックする。テンプレートを選び、"糖尿病治療ガイドライン"などとタイトルを書き、自分の名前と肩書きを書き込む。そして、話したい順番に沿って内容を打ち込んでいく。あるいは省力化しようと、以前にセミナーで使ったプレゼンのファイルをクリックし、それを修正する。文字ばかりだと味気がないから、最近旅行した沖縄の海の写真を入れてみたり、飼っている愛犬の写真を貼り付けたり。あるいは素材集から臓器のイラストを引用したり、「あっ、そうそう、確か…」と独り言を言って、大学の授業で使ったファイルから図表を切り貼りしたりする。

そして、あなたはスライドができあがると満足する。実際のプレゼンの場面では、聴き手と全く目線を合わさず、スクリーンに向かって話をする。それも、自分が話したい内容を話したい順番で、つまり、スライドを作った順番で話し続ける。そうなると、聴き手は話の道筋が見えなくなってしまう。

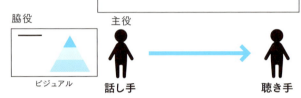

[図] スライド作成のチェックリスト

　それにコピペ満載のスライドだと、話の内容がバラバラで一貫性がないから、意味のない図や写真に聴き手は怪訝な表情をする。
　プレゼンとはスライドを作ることと誤解していると、こうなる。

スライド頼りのプレゼン

　もし、あなたがこのような誤解をしていると、話そうとすることをすべてスライドに書き出すだろう。途中で忘れても大丈夫なように、膨大な量のスライドをつくる。1回のプレゼンで数十枚ということもあれば、百枚近いスライドを作ったと豪語する猛者もいる。「いやあ、スライドを80枚も作って、大変だったよ〜」と枚数自慢している話し手もいる。
　そして、プレゼンでは膨大な量のスライドを順番に投影し、スクリーンを見ながら話をする。つまり、あなたはスライドをスピーキングガイドとして使うわけだ。忘れても詰まっても、スライドを見ればリカバリーできる。もし、あなたからスライドを取り上げると、ひと言も喋れないことになってしまう。スライド頼りのプレゼンだ。
　話し手はスクリーンに向かって話し、聴き手は下を向いて配られた資料を見る。会場は一種異様な雰囲気だ。あなたは自分のペースでスライドをとっかえ

ひっかえプレゼンをする。そのうちに聴き手は話についていけず、途中で聴くことを放棄してしまう。

スライドはツール

　本来、プレゼンとは、あなた自身が聴き手に向かって、言葉、つまり"言語"を使って、また、身振り手振りや表情豊かに、つまり"非言語"を使って、相手に伝えることだ。スライドは、その伝える行為を補助してくれるツールにしかすぎない。あくまでも話し手であるあなた自身が主役だ。

　もちろん、スライドは伝えたい内容を効果的に伝え聴き手の理解を促進したり、インパクトのある写真や動画を示して聴き手に興味をもたせたり、あるいは、視覚効果により聴き手の記憶に留めたりするなどのメリットがある。文明の利器だ。ところが、パソコンやプロジェクターなどの文明の利器は、大きく2つの方向に発展する。1つ目は、人間の生活を豊かにする方向。2つ目は、人間を怠惰に陥れる方向。

　もし、あなたがツールをツールとして活用するのであれば、あなたのプレゼンは表現力豊かなものになる。あなたの話はわかりやすく印象的で、そして、インパクトがあるものとなる（図）。

　逆に、あなたがツールに使われてしまうと、あなたのプレゼンは平坦で機械的でせわしなく、退屈で何の説得力のないものになってしまう。そうなると、聴き手は「中身はよくわからなかったが、たくさんのスライドに圧倒された」と、期待はずれな感想をもらすにちがいない。

　一度、スライドの枚数を極力少なくし、終始スクリーンを見るのではなく、聴き手に向かって話をしてみよう。きっと、興味津々の表情で話し手であるあなたを見つめている聴き手の眼に出会うことになるだろう。

> 教訓！
> 1. スライドは単なるツールと考えよう
> 2. スライドの枚数は極力少なくしよう
> 3. スライドに頼らないプレゼンをしよう

03

手抜きのプレゼン

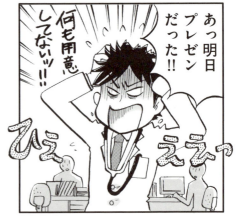

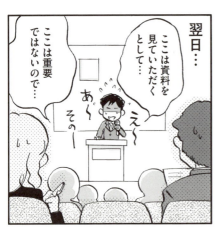

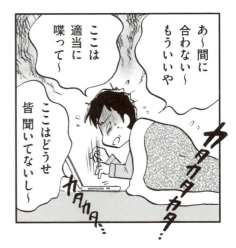

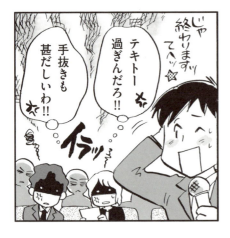

何とかなるか？

　あなたはきっと、日々入院患者の検査とか、外来だとか、救急当直などに追われているに違いない。さらに、山のような診断書、申請書類やカルテ書きなど、次から次へとやってくる仕事に四苦八苦しているだろう。

　そんなときに限って、プレゼンの依頼がやってくる。いろいろな事情があり断りきれない。早くから準備をすればいいのだが、なかなかそうはいかない。そうこうしているうちに、プレゼンが翌日に迫ってくる。意を決して準備に取りかかるが、他の仕事が気になって集中できない。あなたは、最終的に罪悪感にさいなまれつつも、「何とかなるだろう」と手を抜いてしまう。

　果たして、翌日のプレゼンは何とかなるだろうか。

時間泥棒

　翌日、プレゼンが終わったとき、あなたは「何とかなった！」とほくそ笑むかもしれない。しかし、それはあなたがそう思うだけ。しっかり準備されたプレゼンか、それとも手抜きのプレゼンか、聴き手にとっては明らかだ。

　一度、悪魔があなたに「何とかなる…」と囁くと、それに抗うことは難しい。準備の手を抜くと、あなたは聴き手の"時間泥棒"になる。手を抜いた分、あなたは時間が節約できたかもしれない。しかし聴き手は時間を浪費することになる。プレゼンにかかる時間とは、あなたが費やす時間だけでなく、プレゼンの時間に聴き手の人数を掛け合わせたものだ。つまり、あなたは聴き手の膨大な時間を使ってプレゼンをしているわけだ。肝に銘じておこう。

　たとえ価値のないプレゼンをしても、あなたに面と向かって"時間泥棒だ"と言う人はいない。ところが、あなたの知らないところで、「あの先生の話は退屈だから…」と評価される。それがボディ・ブローのように効き始め、そのうちに勉強会の参加者は激減するかもしれない。

　手抜きのプレゼンは、聴き手にはあなたが何を言いたいのかわからないプレゼンになる。当然ながら、聴き手が理解していないことは、あなたにもわかる。そうなると、あなたはさらに説明を加えようとする。しかし、話の内容を

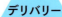

[図] 成功のピラミッド

しっかり組み立てていないから、聴き手にはよけいにわからなくなる。

わからないから、あなたはさらに詳細な情報を与えようとする。そのうちに、あなた自身も何を言いたいのかわからなくなってしまう。その結果、聴き手は混乱の極に達する。手抜きのプレゼンで陥る罠だ。

成功のピラミッド

さて、あなたがプレゼンで聴き手の"時間泥棒"にならないために、これからは、成功のピラミッド（図）に沿ってプレゼンの準備をしよう。プレゼンに成功するのは決して難しくはない。このピラミッドを組み立てればいいだけだ。このピラミッドは3層構造になっている。下から"プレゼンの戦略""シナリオの構築"そして"デリバリー"。

プレゼンの戦略とは、あなたがプレゼンに成功するための作戦を立てること。シナリオの構築とは、何を、どのような順番で聴き手に伝えるか。そして、デリバリーとは、実際に聴き手を目の前にして行う"伝える行為"という意味だ。

もし、あなたが若手医師、薬剤師、看護師、事務の人たちを対象に、チーム医療としての外来化学療法についてプレゼンをすることになったとしよう。きっとあなたは、「何を話そうか…」とか、「どんな順番で話そうか…」などと

2層目のシナリオ構築から考え始めるだろう。あるいは、いきなりスライドのデザインや身振り手振りなど、デリバリーを考え始めるかもしれない。そうなると失敗は火を見るより明らかだ。

正しい準備の方法

プレゼンをすることが決まったら、3層構造の一番下のプレゼンの戦略から準備を始めよう。聴き手を分析し、目的・目標を分析し、そして、場所と環境を分析する。これらによりプレゼンの全体像が明らかになる。

聴き手分析では、聴き手は誰か、聴き手は何を聴きたいか、聴き手のメリットは何かなどを調べることだ。目的・目標分析では、注意しなければならないことがある。それは、プレゼンには2つの目的があること。1つは話し手の目的・目標、もう1つは聴き手の目的・目標。話し手の目的・目標と聴き手の目的・目標は必ずしも一致しない。重要なことは、聴き手の聴く目的・目標を達成すること。それがプレゼンの成功だ。

場所と環境の分析では、あなたが、どのような場所でプレゼンを行おうとしているのか、どのような設備や機器を使おうとしているのかなど、あらかじめ知っておくことだ。これを怠ると、思わぬ落とし穴に陥る。

プレゼンの戦略を立てたらそれに基づいて、聴き手の聴く目的・目標を達成するために、どのような内容を伝えるか、どのような順番で伝えるか、シナリオを組み立てる。ここではシンプルかつロジカルに内容をまとめ上げることだ。

そして、最後に聴き手の前に立ってどのように伝えるか、つまり、デリバリーの準備をする。この段階でデリバリーのツールとしてのスライドをつくる。スライドはパッと見てピンとくるシンプルなものにすることだ。そして、できるだけ枚数を減らし、スクリーンに釘付けになることなく、聴き手に向かって語りかけること。

教訓！

1. 手抜きのプレゼンは聴き手の時間泥棒
2. プレゼンの準備は報われる
3. 成功のピラミッドに沿って準備する

04

謝罪と弁解のプレゼン

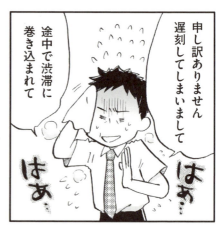

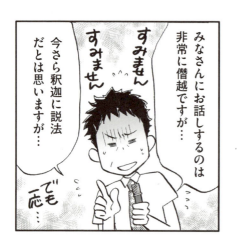

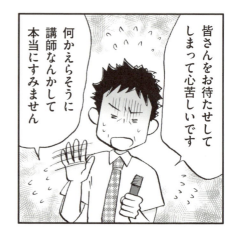

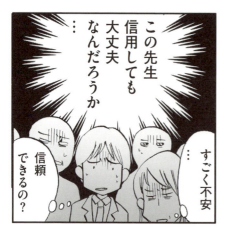

謙譲の美徳？

あなたは講演会場に向かう途中で交通渋滞に巻き込まれた。そのせいでプレゼンの開始時刻に遅れた。汗をかきかき息を弾ませながら登壇した。開口一番、白い目であなたを見ている聴き手に向かって、「遅くなり申し訳ありませんでした」と謝罪した。続けて、「早めに自宅を出たんですが、こちらに来る途中で交通渋滞に巻き込まれまして…」と言い訳をした。

会場はシーンと白けた雰囲気で、あなたは自分自身が値踏みされているようなプレッシャーに襲われた。そこで、あなたは聴き手に敬意を表して、「私ごとき浅学非才な者が、この道の専門家である皆さんの前で話をするのは非常に僭越ですが…」と下手から話し始めた。

それにもかかわらず、聴き手からは冷たい視線が注がれている。あなたは、プレゼンが始まってからも、何度も「スライドの文字が小さくて、すみませんが…」とか、「準備に時間が取れずに、ちょっとわかりにくい説明で申し訳ありませんが…」と、謝罪と弁解を繰り返した。

プレゼンの第一印象

プレゼンの冒頭で、聴き手はあなたの一挙手一投足に注目している。歩き方、姿勢、態度、顔の表情、服装など、目を皿のようにして見ていると言っても過言ではない。

もし、頭を掻き掻きニヤニヤしながら出てくると、不潔感とともに怪しげな印象を与える。うつむき加減の姿勢で、深刻な表情をしながら、よろよろと歩いて聴き手の前に現れると、不健康で神経質な人だと思われてしまう。

そして、あなたが謝罪と弁解から話し始めると、聴き手はどのような印象をもつだろうか。「謙虚な先生だ」とか、「なかなかの人格者だ」などと、好意的に思ってくれるだろうか。残念ながら答えは"ノー"だ。きっと、あなたは弱々しく自信がない印象を与え、聴き手は「この先生、信用して大丈夫だろうか」と不安になってくる。

プレゼンは謝罪と弁解から始めてはいけない。

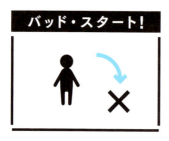 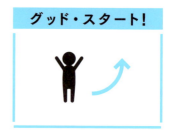

- 謝罪と弁解
- プレゼンの結論を明確に示す
- 聴き手とブリッジを架ける
- 聴き手に考えさせる

［図］　バッド・スタートとグッド・スタート

　あなたの第一印象で、聴き手はあなたのプレゼンで新しい情報を入手する絶好の機会にするか、あるいは、これ幸いと日頃の睡眠不足解消の時間にするか、これからの方針を決めてしまう。何事も最初が肝心だから、堂々とした態度で力強くプレゼンを始めよう。

グッド・スタートを切る

　あなたはプレゼンの冒頭で、聴き手に「よし、このプレゼンを聴いてみよう」という気にさせなければならない。そのためには、聴き手の注意を喚起し動機づけることが必要だ。プレゼンのテーマを示し、これから話そうとすることが、聴き手にとって、いかに重要か知らしめる。「面白そうだ」とか、「役に立ちそうだ」と思わせることができれば、あなたはプレゼンのグッド・スタートを切ったことになる。

　聴き手を惹きつけるためには、3つの方法がある。1つ目は、「プレゼンの結論を明確に示す」こと、2つ目は、「聴き手とブリッジを架ける」こと、そして3つ目は、「聴き手に考えさせる」こと（図）。

　プレゼンの始めに、背景、経緯、前提、そもそも論、などを延々と話す人がいる。いろいろと背負っていることが多かったり、複雑な事情があったりで、簡単には言えないので長々と話をしたいと思っていても止めたほうが賢明だ。

もし、あなたが冒頭で長々と話をすると、聴き手はそれだけであなたの話に興味を失ってしまう。まず、結論から述べよう。

聴き手が興味をもってあなたのプレゼンを聴く理由は、「それは自分にも関係する話だ」とか、「自分にとって重要な話だ」などと、当事者意識をもつことだ。もし、他人事と思えば、耳は聞いていても頭の中は別のことを考えている。例えば、「本日のテーマは、みなさんの日常の診療に関係しており…」とか、「みなさんの研究の手助けになる…」などと、テーマと聴き手を橋渡ししておくことだ。

聴き手に興味をもってもらうためには、刺激を与え考えさせることだ。例えば、プレゼンの始めに「この症状が重篤になる要因は何でしょうか？」などと質問を投げかけると、聴き手は「何だろうか？」と考え始める。「なぜ、この薬剤の副作用を抑えることができないのでしょうか？」などと理由を考えさせる。

このように聴き手の興味を喚起することができれば、後は思いのままに話をすることができる。

ユーモアから始める

あなたがいくらシリアスなテーマについて話そうとしていても、冒頭でユーモアを語ることができれば、計り知れない効果がある。聴き手というものは、一般に退屈し切っているものだ。何か面白い話はないだろうかとウズウズしている。

もし、あなたが的を得たユーモアを語ることができれば、聴き手はあなたの話にのめり込んでくる。しかし、シェークスピアは「ユーモアが成功するかどうかは聴き手の耳にかかっている」と述べている。十分に聴き手の性格を分析し、場の雰囲気を読み、効果的なユーモアで聴き手を虜にしよう。

教訓！
1. プレゼンは第一印象が決め手
2. 謝罪と弁解から始めるのは御法度！
3. 洗練されたユーモアから始めよう

05

見かけだけのプレゼン

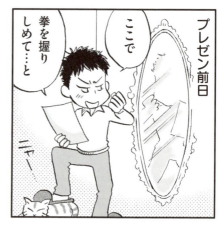
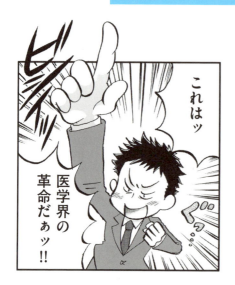
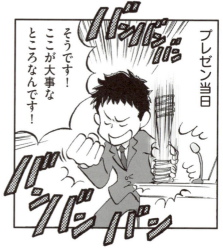
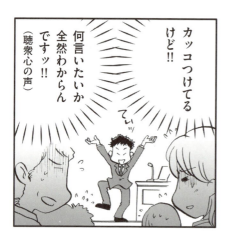

カッコよくやる

　内科学会で「新しい専門医制度への取り組み」をテーマに講演会が開かれることになった。そこで、あなたは専門医制度と地域医療についてプレゼンをすることになった。地域医療については、あなたは大いなる問題意識をもっており、やる気満々で準備に取りかかった。

　あなたは、プレゼンはカッコよくインパクトがなくてはならないと信念をもっている。そこで、鏡の前で納得がいくまで何度もリハーサルを行った。両手を広げたり、握り拳を示したり、机を叩いてみたり、大きな声で話したり、あるいは、小さな声で囁くように語りかけたりしてみた。

　本番では、練習の甲斐あって、聴き手は眠るでもなく内職をするでもなく、あなたのプレゼンに釘付け状態だ。プレゼンが終わって、あなたは聴き手から大きな拍手があると期待したが、多くの聴き手はポカンと口を開け、うつろな目つきであなたを凝視し続けている。

中身がおろそか

　あなたは、「プレゼンは身振り手振りが最も大切だ」と誤解していないだろうか。身振り手振りを駆使して聴き手を惹きつけなければならない、そのためには、大きな声で強調したり、小さな声で親しみを込めて語ったり、噛みしめるようにゆっくり話したり、聴き手を急かせるように早口でまくし立てたり、変幻自在にプレゼンをすることが理想的なプレゼンだと。

　逆に、謙虚なあなたは、きっと聴き手の前に立ってそこまでやることに躊躇するかもしれない。それでなくても人前で緊張しているのに、派手なアクションでプレゼンをするのは不可能に近い。それだけに、あなたはそれを何とか克服しようと、鏡の前で徹底的に練習をする。ビデオに撮って何度も繰り返し再生し完璧までに身振り手振りを仕上げる。家族にプレゼンを聴いてもらい、批評をしてもらって、問題があればそれをトコトン改善する。

　もちろん、あなたがどのような姿勢や態度でプレゼンをするかは非常に重要な課題だ。しかし、そんなプレゼンに限って、見かけに気を取られすぎて中身

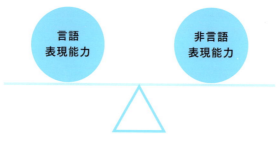

［図］　伝える力

がおろそかになっている。聴き手にとっては、一見インパクトのあるプレゼンに見えるかもしれない。しかし、冷静になってみると、中身がないことに気づく。結局、あなたのプレゼンは単にカッコだけだと揶揄されてしまう。あなたの努力は報われない。

言語表現能力と非言語表現能力

　相手に何かを伝えようとするとき、あなたは「言語」と「非言語」を使う（図）。言語とは、どんな言葉を使って表現するか、平易な言葉づかい、難解な表現、丁寧な言葉、ぞんざいな言葉など、誰に何を伝えるか、その時々の状況によって使い分ける。

　「非言語」とは、言語でないという意味だから、身振り手振り、姿勢、態度、表情、目線や身体の動きなどを使って相手に伝える。さらには、文字ではなく図や絵を使ったり、動画や実物を見せたりして伝える。

　プレゼンでは、これらの言語と非言語を適切に使い分けて、あるいは相互に補完させあいながら効果的かつ効率的に伝える。しかし、プレゼンの基本は、まず、言葉を使って概念を組み立て、それをメッセージとして言葉で伝えることだ。スライドを作りながらプレゼンの内容を考えるのではなく、言語で伝えようとする概念を組み立てることだ。そして、それを図解しスライドをつくる。身振り手振りはその後でいい。

　あなたが成功のピラミッド（参考p.12）で学んだように、聴き手を前にして伝える行為を「デリバリー」と呼ぶ。このデリバリーは、「プレゼンの戦略」と

「シナリオの構築」が前提でなければならない。前提がなければ、カッコだけのプレゼンと言われても仕方がない。まず、中身だ。

中身と外見の両方が大切

　プレゼンの戦略を立てたら、それに沿ってプレゼンの中身をしっかり組み立てる。だからといって、それでプレゼンが成功するわけではない。今度は見てくれにも気を配ろう。身振り手振りの練習をし、ビジュアルを使ったスライドを作る。しかし、プレゼンで最も重要なビジュアルは、スライドではなく、「あなた自身」だ。プレゼンの主人公であるあなた自身が最高のビジュアルでなければならない。

　いくら優れた中身であっても、いくら綺麗なスライドを見せても、あなたがうつむき加減で自信のない態度でボソボソ喋ると、誰も真剣に聴こうとはしない。正しい姿勢や態度で聴き手の前に立つ。もちろん身だしなみにも気を配る。人は服装でその人となりを判断するからだ。

　プレゼンで何を話すかも大切だが、どんな人がどんな風に話すかも無視できない。あなたは聴き手に注目される立場にいる。常に頭のてっぺんからつま先まで観察されていると思ったほうがいい。

　聴き手はあなたが発する小さな非言語メッセージを積み重ね、プレゼン全体の印象を形づくる。そして、あなたのメッセージが信頼に値するかどうか判断する。これからは、まず、「言語表現能力」を身につけ、「非言語表現能力」を高めることが必要だ。

教訓！
1. プレゼンの中身と外見に注意を払おう
2. 非言語表現能力を高めよう
3. あなた自身が最も重要なビジュアル

II

戦略 - 聴き手分析

06 聴き手は誰？

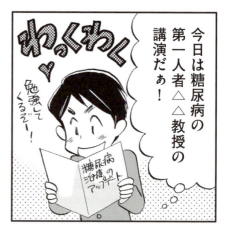
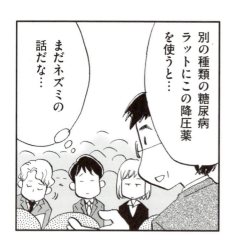
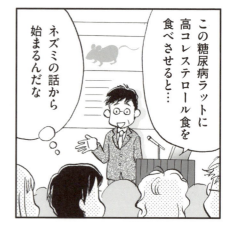
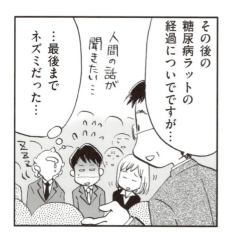

睡眠不足解消のプレゼン

　あなたは医師会の講演会で聴き手をがっかりさせてしまった。その代わり、睡眠不足解消のチャンスを与えることができた。聴き手にとっては疲労回復のメリットがあるプレゼンだったかもしれないが、話し手であるあなたにとっては大いに不満足だった。

　なぜそのようなことが起きたのか。聴き手の知識レベルが低すぎたのか。聴き手である開業医の先生は日ごろから睡眠不足だったのか。会場が薄暗かったのか。それとも、たまたま日が悪かったのか。

　失敗の原因は、あなたが事前のプレゼン戦略の「聴き手分析」を怠ったことにある。前章（I.準備）では「プレゼンに成功するピラミッド」について解説した。ここからは、プレゼン戦略の「3P分析」（＝People、Purpose、Place：図）へ話を進めよう。今回は特に「3P分析」のうちのPeople（聴き手）分析について考えてみる。

ここが失敗の原因

　「糖尿病治療」のテーマで話をすると決めたとき、あなたは「臨床に活かせる基礎研究が重要である」と考えた。あなたは専門家として研究に興味があり、その内容を説明することに決めた。そして、基礎研究の観点からプレゼンのシナリオを組み立てスライドをつくった。

　果たして講演会に参加した聴き手は、基礎研究の話を聴きに来たのだろうか。残念ながらノーだ。聴き手である開業医の先生は「目の前の糖尿病の患者に、どのような薬を選択し、どのように治療すべきか」、それを聴きたかった。さらに言えば、専門家であるあなたが、実際にどのように治療しているのか、などを具体的に聴きたかったはずだ。

　しかし、これらの内容をあなたの口から聴くことはできなかった。残念なことに、あなたは聴き手の期待を裏切ってしまったわけだ。

　仮に医局の大学院生なら、あるいは医学生なら、学術的、教育的な観点から、あなたの話したいことと、彼らの聴きたいこととが一致していたかもしれ

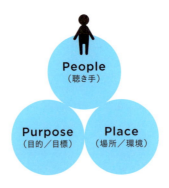

[図] 3P分析

ない。そうであればプレゼンは成功していただろう。

しかし今回の講演会では、話し手の話したいことと、聴き手の聴きたいことがすれ違っていた。その結果、聴き手はプレゼンを日ごろの睡眠不足解消の時間に充ててしまった。

何がなんでも聴き手を分析する

あなたがプレゼンをすることになったら、何がなんでも聴き手を分析することから始めよう。

聴き手はあなたのプレゼンの生殺与奪権を握っている。いくらあなたが話したいと思っても、聴き手が聴きたくないと思えばプレゼンは成立しない。聴き手が聴きたいことを話すためには、聴き手の興味や関心事がどこにあるか知っておかなければならない。そしてそれに合わせてプレゼンを組み立てる。そうすれば、聴き手にとってあなたの話はわかりやすく有益なものになる。

では、聴き手を分析するにはどうすればよいか。それには次の3つの質問に答えることだ。(1)聴き手は誰か。(2)聴き手はなぜ集まってくるのか。そして、(3)聴き手はあなたから何を聴きたがっているのか。

聴き手分析を基にプレゼンする

まず聴き手を知ろう。聴き手は専門医なのか、ジェネラリストか、勤務医な

のか、開業医なのか、研修医なのか、あるいはコメディカルの人たちなのか、医学生なのか、それとも一般の人たちか。

次に、聴き手が集まる動機を知ろう。聴き手はプレゼンのテーマに惹かれて集まってくるのか、あなたの名声に惹かれてやってくるのか、院内の講演会に義務感で集まったのか、何かのついでに会場に立ち寄ったのか、あるいは、たまたま暇だったからか。

そして、聴き手が何を聴きたがっているのかを知るために、聴き手の興味や関心事を知ろう。聴き手は自分の専門分野について知りたいと思っているのか、学術的な裏付けを知りたいと思っているのか、あるいは自分が関わっている病気について深く知りたいと思っているのか。

これら3つの質問に答えずにプレゼンを始めると、聴き手が知りたいことに何ひとつ応えることができないかもしれない。専門家としてあなたの話が高尚すぎて、理解しがたいものになるかもしれない。逆に、聴き手にとってあなたの話が使い古された何の興味もわかないものになってしまうかもしれない。

そうなると、プレゼンはあなたの単なる自己満足に終わる。自己満足のプレゼンで、聴き手が静かに眠ってくれればまだマシで、ヤジが飛んでくることはないにしても内心は怒りを爆発させているかもしれない。

今回の聴き手を分析してみよう。(1) 聴き手は開業医。(2) 聴き手は糖尿病の専門家のあなたの話を聴こうと集まってきた。(3) 聴き手は自分の普段の臨床にすぐ役立つことに関心がある。

この分析結果に基づいて、専門家のあなたならではの実際の薬の使い方、副作用などを中心に話すこと。そして専門家の経験に基づいた、書物には書かれていない実際の感触や薬別の効果の差などをプレゼンする。間違っても開業医の先生相手にひたすら実験動物の話に終始してはいけない。

教訓！

3つの質問に答える
1.「聴き手は誰か」
2.「聴き手はなぜ集まってくるのか」
3.「聴き手はあなたから何を聴きたがっているのか」

07

聴き手を詳細に分析する

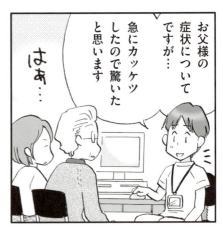

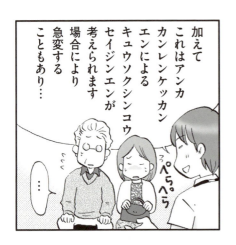

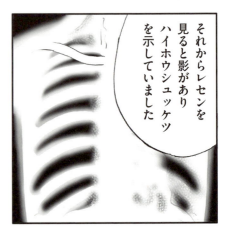

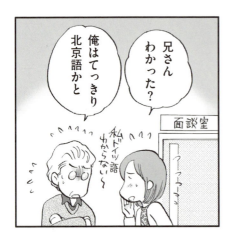

相手が誰だかわかってますか？

　今回は、難解な医学用語の羅列で聴き手があなたの説明を理解できなかったケースだ。医師の話を患者さんが理解できない状況は珍しいことではない。しかし、そのまま放置すると、のちのち不信感につながることもある。

　それに、一般の方に対してだけ起こることではなく、医療スタッフ同士でも、あなたの話を全員が理解できているとは限らない。

　前項で、あなたは聴き手の概要を知るために「3つの質問」に答えた。さらに、聴き手を詳細に分析し、聴き手に突き刺さるプレゼンをしよう。次の5項目について詳細を把握する。①聴き手の数、②聴き手の属性、③聴き手の知識レベル、④聴き手のポジション、⑤聴き手の課題、の5つだ（図）。

5つの項目を分析する

① 聴き手の数

　聴き手の数を無視してはいけない。少数の聴き手は一般に同じ専門分野や同じ仕事に従事している人たち、あるいは同じような価値観と行動様式をもった人たちが多い。そうなると聴き手の興味、関心事、ニーズに大きな違いはない。そのような場合は広いテーマで漠然と話さず、具体的なこと、相手に関係した話をしよう。テーマを絞り込んで深く掘り下げて話を展開することだ。

　逆に多人数の聴き手だと、全員が顔見知りということはない。聴き手には緊張感がなく注意も散漫になりやすい。聴き手の属性もバラバラで興味や関心は多種多様だ。そうなると話のテーマは絞りにくい。

　例えば、あなたが多人数の前で低カリウム血症の話をするとしよう。仮にあなたがこのテーマについて深い見識をもっていたとしても、尿細管のカリウム輸送の詳細について話し込んではいけない。多人数の場合には、「低カリウム血症の診断」などとテーマを広くとって網羅的に浅く話を展開する。そうすれば、すべての聴き手を満足させることができる。

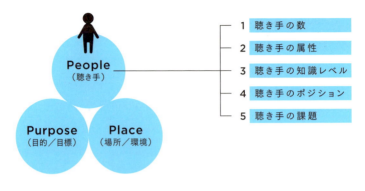

［図］ People（聴き手）と5つの分析項目

2 聴き手の属性

　人口統計的な観点から聴き手の属性を分析することは重要だ。聴き手の年齢、性別、職業、出身などをあらかじめ知っていると聴き手分析に反映させることができる。

　一般論だが、年齢の高い人たちの価値観は保守的であり、現実的であり実際的だ。もしあなたが病院の管理者たちの前でプレゼンを行うとしよう。その場合いきなり「病院の改革」に関して熱弁を振るわないほうがよい。段階的な改善提案に留めたほうが身のためだ。

　若年層の聴き手は、一般論に革新的、理想主義的、挑戦的だ。イノベーティブな最先端の医療などに興味を示すだろう。ただ、人気取りのために若者に迎合するのではなく毅然とした態度でプレゼンするほうが尊敬を得やすい。

3 聴き手の知識レベル

　聴き手を分析するうえで、決して見落としてはいけないのが聴き手の「知識レベル」だ。あなたがこれから話そうとしている内容について、聴き手はどの程度の知識レベルか知っておこう。

　あなたが「高血圧の最新の治療」につきプレゼンすることになったとしよう。聴き手の知識が、あなたが話す内容より上回っていれば、あなたは恥ずかしい思いをする。逆に聴き手の知識レベルが低ければ、聴き手にとってあなたの話

はちんぷんかんぷんだ。

　聴き手の知識レベルが高ければ、情報量を増やしたり、新しいテーマを盛りこんだりしたほうがいい。逆に今回のケースのように聴き手の知識レベルがあなたより低ければ、丁寧に話を組み立て、専門用語を平易な言葉で解説する。ただ、その場合、通常よりも説明に時間がかかると肝に銘じておこう。

❹ 聴き手のポジション

　聴き手の教育的背景、職業、組織集団のなかでの立場など「聴き手の社会的立場」の分析も忘れてはいけない。一般的に社会的に地位の高い人は、話し手に対して、はっきりとした意見や専門家としての見解を期待する。腰が引けた状態で、「その治療は間違っていないと言えなくもないと思われますが…」などの二重否定の受け身表現などの宙ぶらりん状態を嫌う。"ダメならダメ""間違いなら間違い"ときっぱり意見を表明することだ。

　あなたが専門家であればあるほど、視野が狭くなる傾向にあることは自覚したほうがいい。狭く深く考える習慣がついているためだ。専門分野について狭く詳細に語れば語るほど、専門分野の問題点を声を大にして語れば語るほど、聴き手は意識的に一歩引いて聴こうとする。

　一方、社会的に地位の高くない聴き手にはテーマを嚙み砕いてわかりやすい内容で話すことだ。理解できるという前提でなく、理解できないかもしれないという前提で、細かくステップを踏んで話を展開する。もちろん難解な表現ではなく平易な言葉を使って説明するよう心がけよう。

　⑤の聴き手の課題については特に重要だから次の項で述べる。

教訓！
1. 聴き手を知り尽くせばプレゼンはうまくいく
2. 聴き手の数、属性、知識レベル、ポジションを分析する
3. 聴き手の属性に沿ったプレゼンをしよう

08

聴き手の課題を知る

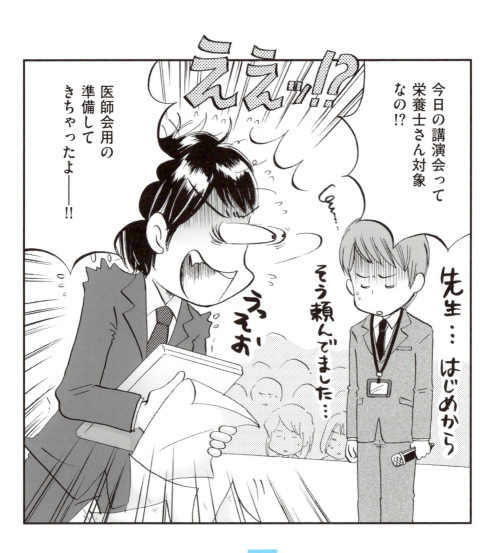

想定違い

　あなたは聴き手が医師だと思ってプレゼンの準備をした。しかし、当日会場に行くと、実際には栄養士の方々が集まっていた。あなたは大慌てでスライドを入れ替え、汗を掻きながらも何とか講演を終えた。あなたは疲労困憊。聴き手にとっては難しすぎてわかりにくかった。その上、プレゼンの内容が自分たちの期待した内容と違っていることに、聴き手は大いに不満げだった。このプレゼンの失敗の原因は、ひと言で言うと、聴き手の抱えている課題が、あなたの想定と違っていたことだ。

　今回は前述の5つの項目（参考p.30）のうち、最後の1つ「⑤聴き手の課題」について考えてみよう。

聴き手の課題を解決しよう！

　聴き手分析で落としてはいけない最後の項目は、「聴き手の課題」だ。聴き手がどんな課題や悩みをもっているか分析する。プレゼンとは、広義の意味で聴き手の課題を解決することだ。つまり、まず聴き手の課題を知らなければプレゼンは成り立たないわけだ。

　同じプレゼンのテーマであっても、栄養士の抱える課題と、医師が抱える課題は異なっている。例えば、栄養士なら、栄養指導処方とともに医師が出す薬剤や運動指導などについて、より具体的な効果を知りたいという課題がある。栄養指導に対し、さらにこうしてほしいという希望があれば、それを教えてもらいたいという課題もある。医師向けのスライドを並べ替えたところで、栄養士さんの課題を解決するプレゼンをするのは不可能だっただろう。

　聴き手を分析し、聴き手の課題をあらかじめ知っておかなければ、プレゼンで聴き手の期待に応えることはできない。そのためには、2種類の課題、つまり、1つ目は「顕在的な課題」、2つ目は「潜在的な課題」があることを知っておくことだ（図）。

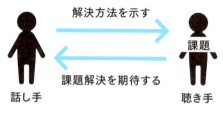

[図] 顕在的課題と潜在的課題

顕在的な課題

　聴き手の顕在的な課題とは、聴き手自身が自覚し解決しなければならないと思っているものだ。あなたはプレゼンを行うことによって、これらの課題を共有し解決の方法を示さなければならない。

　例えば、聴き手が地域住民の高血圧を診る機会のある開業医であれば、その課題は顕在的でわかりやすい。高血圧患者に対して多くの降圧薬のなかから、患者に有効で副作用の少ない薬を選択し患者の満足度を上げることが聴き手の顕在的課題だ。

　この聴き手の顕在的な課題に対して、「高血圧治療ガイドライン」などを使いわかりやすく話してみよう。現場で何に疑問を感じているのか、何に困っているのかその状況を想像し、それらに答えるような内容を話そう。あなたにとって本を読めばすぐわかるようなことでも、専門が違えばすぐに調べるのが難しいこともある。すぐに使える形で親切に教えてあげよう。

　もし、聴き手の顕在的な課題に解答を与えなければ、聴き手はあなたのプレゼン中に寝てしまうかもしれない。そして結果的にあなたの血圧は上がり、聴き手からの評価は下がる。

潜在的な課題

　一方で聴き手が自らの課題を明確に認識していないことがある。まず聴き手

の潜在的な課題を掘り起こすこと、つまり顕在化させる努力をすることだ。

　例えば「夏と冬で同じ降圧薬を同じ量で使っていることはありませんか？」などと問題を提起してみよう。聴き手は「なぜそんなことを聞くのだろう？」と思うだろう。夏になっても冬と同じ降圧薬を投与していると、血圧が下がりすぎて調子を崩すことがあること、さらに高齢者では腎機能が悪くなることがあることも指摘する。そうすると「夏になると立ちくらみがするとか全身倦怠感があると訴える高齢の患者さんがいるな」と聴き手は思い当たる。そこで、降圧薬の調整が必要であることを示すわけだ。

　たとえ聴き手が今の治療に不満を感じていないとしても、それ以上に効率的で良質の方法があれば、聴き手は今の治療方法に不満を感じるはずだ。

　例えば、開業医向けに、患者さんに喜ばれるための誰も気づいていない課題を話すことができれば、素晴らしい潜在的な課題解決になる。患者サービスに敏感な開業医は、あなたの示す解決方法に興味津々だろう。あなたは聴き手の気づかない、あるいは知らない課題を提起しそれに合意させる。潜在的課題を発見しその解決法を示す。これこそがプレゼンの醍醐味だ。

課題解決型のプレゼン

　これからは、課題解決型のプレゼンをしよう。まず、冒頭で問題を提起する。顕在的な課題であれば聴き手と共有し確認する。潜在的な課題であれば聴き手に気づかせ認識を共有する。そして、「では、どうすればいいのでしょうか」と疑問を投げかける。そうすれば、聴き手は「どうすればいいんだろう」と考える。そして、「解決策は…」と答えを示す。これで、聴き手はあなたのプレゼンにのめり込んでいく。

> 教訓！
> 1. 聴き手の顕在的な課題を取り上げよう
> 2. 聴き手の潜在的な課題に気づかせよう
> 3. 質問を投げかけ解決策を聴き手に考えさせよう

09
聴き手の「目的・目標」を知る

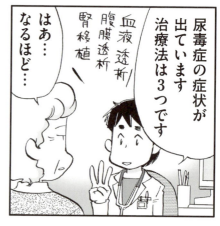
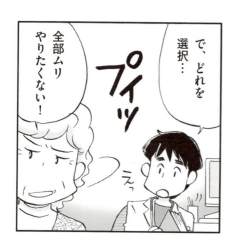
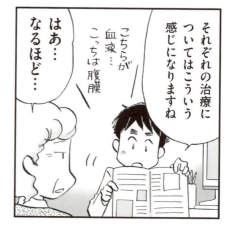
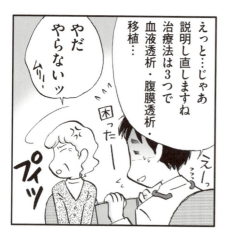

頑固な患者?

　あなたは、尿毒症の症状が出ている患者を診察した。そして専門家として尿毒症について医学的に正しい説明をし、腎代替療法を勧めようとした。しかし、患者さんはあなたが勧めた腎代替療法を拒否した。そこで、いくつかの治療法を説明し、何とか理解し承諾してもらおうと試みた。ところが、患者さんは気分を害したのか、あなたの話を最後まで聴こうともしなかった。

　なぜだろうか? その理由は、患者さんの聴きたいことと、あなたが話したいことにすれ違いがあったからだ。つまり、聴き手が話を聴く目的・目標と話し手が説明する目的・目標が一致していなかったわけだ。

聴き手の聴きたいこと

　あなたがプレゼンを行う際には「3P分析(参考p.26)」のPeople(聴き手分析)に加えてPurpose(目的・目標分析)を行わなければならない。目的とは「なぜプレゼンを行うのか」、目標とは「プレゼンが終わったときに、何を得たいか、あるいはどのような状態でありたいか」だ。

　プレゼンの場では2つの立場での目的と目標がある。1つ目は話し手の「話す目的と目標」。2つ目は聴き手の「聴く目的と目標」。あなたが自分の目的と目標だけを達成しようと一方的に話すなら、残念ながらプレゼンは成り立たない(図1)。

　具体的に話し手であるあなたの目的は「尿毒症が出現し命にかかわる状態であり、治療の必要性があることを理解させる」こと。そして目標は「治療法を選択させ、行動を起こさせる」こと。一方、聴き手である患者さんが、あなたのプレゼンを聴く目的は「現在の自分の病気の状態を知る」こと。そして、本当のところ、目標は「家族に迷惑をかけない治療法、あるいはお金のかからない治療法を選択し行動する」ことだった。

　つまりあなたの目的は「医学的に正しい説明をすること」で、患者さんの目的は「自分にあった治療法を選択するために病気の状態を知ること」ことだったわけだ。

　もし、あなたが事前に「聴き手分析」を行い、何を聴きたがっているか分析

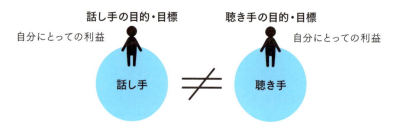

［図1］　話し手と聴き手の目的・目標は違う

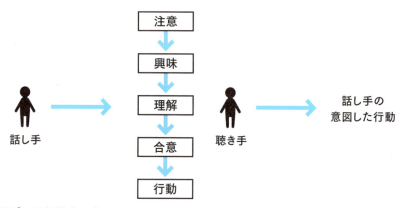

［図2］　目標達成のプロセス

していれば、一歩踏み込んで、患者さんの状況にあった治療法について話し合うことができたはずだ。そうすれば、この患者さんは頑なに治療を拒否することはなかっただろう。プレゼンは、自分の言いたいことを一方的に話すことではなく、聴き手の聴きたいことを話すことだ。

行動を起こさせる

　あなたのプレゼンの最終目標は、患者さんに行動を起こさせることだ。単に理解させるだけでは目標を達成したことにはならない。たとえ患者さんが3つの腎代替療法を理解したとしても、「それはわかるけれど…」とか、「でも、やっぱり…」などと躊躇して行動を起こさなければ、あなたのプレゼンは失敗だ。
　行動を起こさせるためには、治療法に「合意」させなければならない。「わかった。まさにその治療法がいい」と思わせること。

冒頭のケースではあなたは、腎代替療法について理解させただけで、合意を得ることがなかった。よって行動にまで結びつかなかったわけだ。あなたは「理解→合意→行動」へとステップを踏んでプレゼンを進める必要がある。

注意 → 興味 → 理解 → 合意 → 行動

では、聴き手に理解させるためにはどうすればいいか。論理的に説明すれば理解されるというものではない。相手に理解しようとする意欲がなければならない。

そこで、意欲をもたせるために、これから話す内容に興味をもたせることだ（図2）。興味をもてば内容を理解しようと努力する。もちろん意欲がなければうわの空だ。例えば、いきなり「腎代替療法は…」と説明し始めても患者さんはそれを聴こうと努力しない。もし、あなたが、「このままでは命にかかわる危険な状態になります」と言えば、自分にかかわる重大な事柄だから、患者さんは興味をもってあなたの話を真剣に聴こうとする。

ところが、患者さんが横を向いていれば、あなたの話は耳に入ってこない。そこでまず患者さんの「注意」を喚起する。あなたのほうを向かせ、目線を合わせ、聴こうという態度をとらせなければならない。例えば、「今から大切なお話をします。腎臓の機能が落ち、老廃物がたまり尿毒症の症状が出ています。このままでは危険です」と言えば患者さんはあなたの話を無視できない。

本当のところ、この患者さんは透析施設への送り迎えで家族の負担が増えることを気にしていた。もし、聴き手の立場に立って、家族の負担まで思い描くことができれば、「送迎バスがある」という情報も織り込みながら、行動させるプレゼンができていたはずだ。

> **教訓！**
> 1. 話し手と聴き手の目的・目標は異なる
> 2. 聴き手の目的と目標を知ることが、プレゼン成功への近道
> 3. 注意→興味→理解→合意→行動のプロセスを踏んでプレゼンする

10 行動を起こさせるために

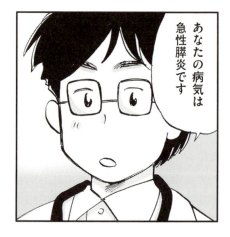
あなたの病気は急性膵炎です

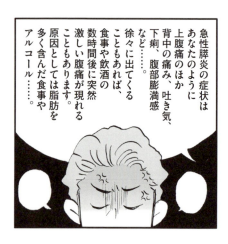
急性膵炎の症状はあなたのように上腹痛のほか背中の痛み、吐き気、下痢、腹部膨満感など……。徐々に出てくることもあれば、食事や飲酒の数時間後に突然激しい腹痛が現れることもあります。原因としては脂肪を多く含んだ食事やアルコール……。

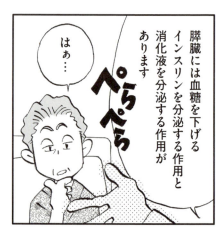
膵臓には血糖を下げるインスリンを分泌する作用と消化液を分泌する作用があります
ぺらぺら
はぁ…

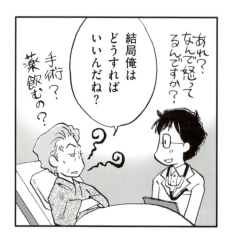
結局俺はどうすればいいんだね？
あれ？なんで怒ってるんですか？
手術？薬飲むの？

話し手の目標と聴き手の目標がずれている

　あなたは急性膵炎が疑われる患者さんに、その症状や病態などについて話をした。ところが、患者さんはどうすればいいかわからず、気分を害してしまい、結果的に治療について理解も合意もされず行動を起こさせることもできなかった。

　あなたは医学的な情報を提供することが目的で話をしたが、聴き手である患者さんの目的は違っていた。ここで話し手と聴き手の目的、目標分析を明確にするために、「目的・目標のマトリックス」（表）を紹介しよう。表を埋めることでズレを明らかにし、聴き手の目標を達成するプレゼンをする方法だ。

　一般的にプレゼンの目的は5種類ある。情報伝達、説得、儀礼、モティベート、エンターテイメント。今回のケースでは果たして、情報伝達のプレゼンをするだけで十分だっただろうか。

情報伝達のためのプレゼン

　患者さんに医学的な話をする場合は、情報伝達の目的だけでなく説得が目的のプレゼンをしなければならない。情報伝達のプレゼンは、一般的に聴き手に対し、現在や過去の情報を報告したり、新しい情報、データ、アイデア、事実などを示したり理解させたりすることだ。

　情報伝達のプレゼンを成功させるコツは、①聴き手が知るニーズを感じていること、②聴き手が知っている情報と関連性をもたせること、③整理された情報であること、④ビジュアルで示したほうが理解されやすいこと、⑤多すぎる情報は理解されないこと、⑥情報は繰り返されることによって聴き手の記憶に残ること、⑦単なる情報の羅列にならないこと、である。

　患者さんに医学的な説明をするときは「なぜ急性膵炎の話をする必要があるか」をよく理解してもらうこと、つまり、知るニーズを感じさせることが大事だ。注意すべきことは医師と患者の医学知識量の差だ。あなたは無意識のうちに患者が知っているという前提で難しい話をするかもしれない。しかし、それではちんぷんかんぷんだ。そんな場合、患者が知っていることに例えて理解を促すことだ。例えば、「急性膵炎というのは膵臓から出る酵素により膵臓と周

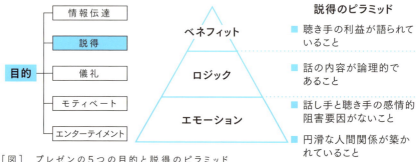

[表] 目的・目標のマトリックス

[図] プレゼンの5つの目的と説得のピラミッド

りの組織が消化されるものです。わかりやすく言えば、食物を消化しやすいように分解する消化酵素が食べ物でなく自分の膵臓という組織を溶かしてしまうという病気なのです」などと。

情報伝達では思いつくまま話すのではなく、全体を構造化したり、優先度順や重要度順に並べ替えたり、仔細な情報は切り捨て整理するなどの工夫が必要だ。それに複雑な話は図解をしたほうがわかりやすい。スライドを使わなくても、メモなどに絵を描きながら説明すると患者さんの理解が早い。

説得のためのプレゼン

聴き手を説得するためのプレゼンとは、聴き手の価値観を変容させ話し手の意図した行動をとらせること。あるいは、聴き手の価値観をさらに強化・補強したり新たな価値観を創出させたりすることだ。

最後に聴き手に「そう言われてみればそうだ」と思わせ、「なるほどねえ」と感じ入らせ、「じゃ、そうしてみよう」と思わせ、具体的な行動をとらせる。説得に成功するには図に示すようなピラミッドをイメージしてみよう。前提とし

て、あなたと聴き手の「エモーション（感情）」に問題がなく、話の「ロジック（論理）」が明確でわかりやすく、そして聴き手にとって「ベネフィット（利益）」があること。

もし、あなたが患者さんから嫌われているなら、説得しようとするのはやめたほうが賢明だ。嫌いな人から何を言われても聞く耳をもたない。少なくとも、好きでも嫌いでもない中立的な関係であることが必要だ。

次に、あなたの説明がロジカルで、理解可能であること。強制されない限り、意味不明なことに行動を起こそうとする人は極めて少ない。

そして、「エモーション」や「ロジック」に問題がなくても、ピラミッドの最上部の「ベネフィット」が示されないと、あなたの話は拒否される可能性が大だ。人は自分に得になることには、合意し積極的に行動を起こす。

つまり、聴き手があなたに好意をもっており、話の内容がわかりやすく、そして、何か得するようなことであれば、相手は"イエス"というわけだ。

あなたは急性膵炎とは、どのような病気か知ってもらい、どのような治療をするかを話したかった。これがあなたの目的、目標だ。

聴き手の目的、目標は何か？　患者さんは、急性膵炎はどういう経過をたどり、どのような検査、治療をしていくのか、そして、その過程で自分はどうしたらいいのか知りたかった。知ることにより安心したかった。とりあえずは急性膵炎の病態などどうでもよかった。

あなたは患者さんに絶食すること、十分な輸液の必要性を話し、軽症例でも症状が強いときや臓器不全傾向があるときは、厳密な呼吸循環管理を行いながら重症度判定（頻繁な採血、胸腹部X線撮影、腹部超音波検査、腹部CT、MRI）も繰り返し行う必要があること、これらを説得する。

「エモーション」に注意しながら、必要性の説明に「ロジック」を効かせ、重症性膵炎になる致死的な状態を阻止するという「ベネフィット」をもって説得することが重要だ。

教訓！

1. 目的・目標のマトリックス」でズレを明らかにしよう
2. 聴き手に知りたいと思わせて、そして情報を提供する
3. エモーション、ロジック、ベネフィットで相手を説得する

III

戦略 – 場所・環境分析

11

明るさと温度

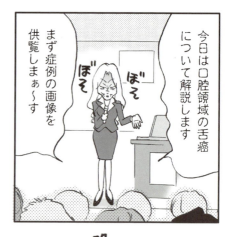

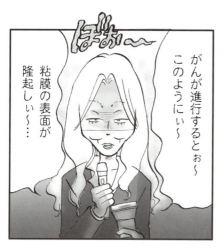

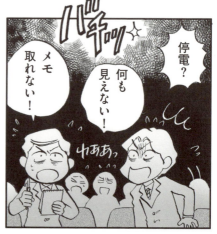

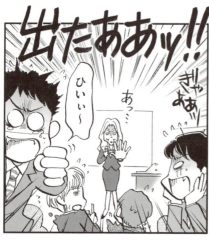

会場はお化け屋敷もどき

　聴き手は、あなたの話を一言も聞き漏らさずメモしようと、準備万端で席に着いている。あなたは座長の紹介を受けて、座長に礼を述べるとともに、聴き手に挨拶をした。
　ひとしきり聴き手の拍手が鳴りやんだところで、あなたが「それでは」と言って、スクリーンにスライドを映し出す。その瞬間、サプライズのようにいきなり照明が落とされ会場が真っ暗になった。
　会場のなかは、演台の小さいライトがあなたの顔を下から照らし、あとは暗闇のなかで映し出されるスライドの明かりのみだ。手元が暗くて、聴き手は配布資料のなかに用意されていたメモ用紙に何も書くことができなかった。
　意表をついて真っ暗にするのは、怪談話をするときだけでよい。

聴き手の立場に立って照明を調節する

　プレゼンは、スライドが主役ではない。あなた自身が主役でなければならない。話し手の表情や動きが見え、さらに、話し手からは聴き手の表情や態度が見えなければならない。
　照明は消したり点けたりせず、聴き手が手元の資料を見たりメモを取ったりできる適度な明るさを維持することだ。
　結婚式など特別な目的で、プレゼンをドラマチックに盛り上げたいとか、意表を突く演出をしたいなら、照明と音楽に凝ってみるのもいい。
　しかし、学術講演などの場合は当然ながら主旨が違う。あなたが主催者側のスタッフなら、まず、聴き手にとって見やすい明るさに調整することだ。
　文字が小さく読みにくい場合や、画像が鮮明でない場合など、会場を暗くしたいときは、いきなり暗くするのではなく、照明を徐々に暗くしたり、明るくしたりする配慮が必要だ。調光装置がなければ、聴き手の後ろから順番に照明を消したり、点けたりするなどの工夫をする。
　また、部屋が明るくても見えるように、解像度の高いプロジェクターを使うことだ。スクリーンに直接照明が当たるとか、蛍光灯の光が眩しいときなど

明るさのチェックリスト	室温の留意点
■ 話し手の表情が見える明るさが必要	■ プレゼンテーションの進行とともに室温が上昇する
■ スライドを使う場合も部屋の照明を暗くしない	■ 部屋の中の場所によって室温は異なる
■ スクリーンに直接照明が当たらないように工夫する	■ 一般に、話し手は暑く感じ、聴き手は涼しく感じる
■ 聴き手がまぶしくないよう工夫する	■ エアコンの吹き出し口に注意
■ 照明を点けたり消したりする場合、徐々に暗くしたり、明るくしたりする	■ 個別の部屋で空調を調節できる会場を選ぶ
■ 凝った照明装置を使わない	■ 室温と体感温度は異なる
	■ ブレイクごとに空調を調節する

［図1］　チェックリスト　　　　　　［図2］　留意点

は、聴き手の立場に立って照明の工夫をしよう。ただ、多くの場合、文字を少なくしたり、図をシンプルにしたりすることによって問題は解決する（図1）。

聴き手の集中力を左右する温度管理

　冬の北国の講演会で、あなたが講演をすることになったとしよう。外は大雪だが、プレゼン会場は世話役の心遣いの甲斐もあって、とても暖かい。

　ところが、あなたが講演を始めてしばらくすると、聴き手は真っ赤な顔をしてボーッとした状態、集中力もない。あなたは自分の話に集中させようと、いろいろと工夫して熱弁をふるったが、効き目はない。

　講演後の懇親会でわかったことだが、聴き手の足元は底冷えするような寒さだった。しかし、反対に頭のほうはのぼせるように暑かったということだった。"頭熱足寒"それで、聴き手は真っ赤な顔をしていた。

　あなたは話に夢中だから、室温を特に気にとめることはなかった。しかし部屋の温度は、聴き手の集中力を左右する。プレゼンが始まる前は適温だと思っても、人が集まると徐々に室温が上がることを認識しておこう。そして、部屋

の温度はプレゼンの進行とともに、上昇すると考えておいたほうがよい。話し手であるあなた自身も、熱が入れば入るほど、体感温度が上昇する。もしも、あなたが主催者の立場であれば、ブレイクごとに温度調節をすることだ（図2）。

　また、真夏の講演会場も要注意だ。外は猛暑日で立っているだけでも汗が流れ出るが、一歩会場に入ると、すぐに汗がひく温度だ。聴き手の集中力が途切れないよう、部屋の温度調整に注意が必要だ。それに冷気の吹き出し口の真下に、聴き手がいることがないような配慮が必要だ。レイアウトを決める際に、あらかじめ吹き出し口の位置を確認し真下を避けて、テーブルと椅子の配置を決めることだ。部屋の環境整備は、プレゼンの内容以前の問題だ。環境の整っていないところでいくら熱弁をふるっても、聴き手には理解してもらえない。快適なプレゼン環境を提供してはじめて聴き手はあなたの話に集中できる。

集中力は何分続くか

「聴き手の集中力は何分ぐらい続くか」という質問に、あなたはどのように答えるだろうか。60分とか、いやいや10分ももたないなどと答えるかもしれない。本当は「答えられない」というのが正解だ。

　なぜか。それは聴き手の集中力には次の3つの要素が絡み合っているからだ。「話のテーマ」、「話し手の力量」、そして「部屋の環境」。つまり、聴き手の興味のあるテーマで、聴き手を飽きさせない話し手の力量があり、そして、部屋の環境が快適であれば、聴き手の集中力は長く続く。これらの3つの要素のひとつでも欠けると、聴き手の集中力は続かない。

　あなたは、聴き手に集中してあなたのプレゼンを聴いてほしいと思っている。大学の授業などでは、10分に1回はジョークを挟まないと医学生は飽きてしまうと思っているかもしれないが、聴き手の集中力を高め長く持続させるためには、まず、3つの要素をしっかり充足させることが大切だ。

教訓！	1. 聴き手の立場に立って照明を調節する 2. 快適な部屋の温度・空調を提供する 3. 集中力の3つの要素を充足させる

12

プレゼン・ツールのリスク

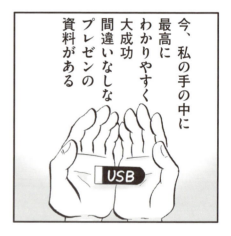
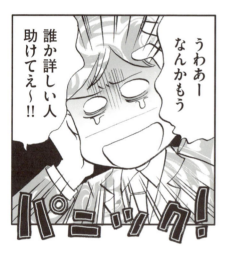
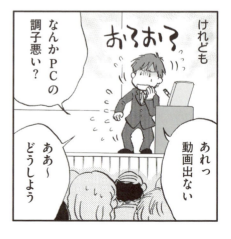
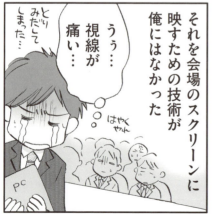

ツールのトラブルに遭遇する

　あなたは、ビジュアル・スライドなどの最新鋭のツールを使ってプレゼンをした。"使って"というより、ビジュアル・スライドに"頼って"のほうが正確かもしれない。

　あなたはプレゼン会場にUSBメモリを1本持参し、演台のパソコンに差し込んでプレゼンを始めた。苦労して作ったスライドを投影しながら、熱弁を奮った。しかし、しばらくして、いきなりパソコンがフリーズしてしまった。動脈硬化のエコー動画が全く動かなくなった。あなたは、なぜ？　どうして？と動揺した。動画の容量が大きすぎたのか、焦ったあなたはパソコンのキーを何度も叩くが状況に何の変化もない。泣きそうになるがお手上げ状態だ。一方で、聴き手はその様子をただ茫然と眺めているしかない。

　主催者側のスタッフが駆け寄り、なんとかリカバーすることができた。しかし、聴き手の集中力を元に戻すことはできなかった。

トラブル発生を回避するため方法

　もし、あなたがパソコンとプロジェクターなどの機械を使ってプレゼンをすることになったら、多くのリスクを抱えこむことになる。機械はいつか故障する。それも突然にやってくる。覚悟しておいたほうがいい。

　たとえトラブルの原因が主催者側にあったとしても、聴き手は話し手であるあなたの問題と感じる。

　実際、パソコンがフリーズする、プロジェクターが故障する、コネクターの接続部分が合わない、ケーブルが短すぎて届かないなど、話し手があたふたしている光景を見かける。このようなリスクを回避するために、プレゼンの準備段階で、次の3つの項目にチェック・マークを入れることをお勧めする。

　☐機器の操作マニュアルを読んでおくこと。
　☐これらの機器を接続して実際にテストしてみること。
　☐自分のパソコンを持参するなどバックアップを用意しておくこと。

　リスクを回避するためには、日ごろから、自分でマニュアルを見ながらプロ

```
┌─────────────────────────────────────────────┐
│         ビジュアルスライド使用時の留意点        │
│                                             │
│  ■ プロジェクターの仕様書とマニュアルを入手すること │
│  ■ 明るく解像度の高いプロジェクターを選ぶこと     │
│  ■ パソコンとプロジェクターを接続し、事前のテストをすること │
│  ■ ボタンの機能と位置を確認すること              │
│  ■ スクリーンに対してまっすぐ正しく投影すること    │
│  ■ バックアップを用意しておくこと               │
│  ■ 十分な長さのケーブルを用意すること           │
└─────────────────────────────────────────────┘
```

[図]　ビジュアルスライド使用時の留意点

ジェクターとパソコンの接続を行って、実際に操作してみることだ。プレゼンの最中は、あなたはプレッシャーがかかった状態でいる。そんなときにトラブルに遭遇しても、慌てず騒がず落ち着いて対処できる（図）。

最終チェックをする

　あなたはプレゼンには自信をもっているから、こんな心配はしなくてもいいと思っているかもしれない。しかし、プレゼンのプロが一番気にかけていることは、予想外のリスクだ。

　いつも使い慣れた部屋でプレゼンをするなら別だが、あなたは様々な場所や環境でプレゼンをするだろう。シャンデリアがキラキラしているホテルの宴会場だったり、聴き手が食事をしながらプレゼンを聴くレストランだったり、物々しい金屏風の雛壇だったり、素っ気ない研修センターの一室だったり、会場の雰囲気も設備も様々だ。

　それでも、あなたは聴き手が満足するプレゼンをしなければならない。そのためには、早めに会場に着いて、場所と環境の最終チェックをすることだ。開始時刻ギリギリで会場に飛び込んでプレゼンを始めるようでは、途中でトラブルを抱えるのは火を見るより明らかだ。

あなたが最終的に現場で行うことは、原稿に目を通すことではない。そんなことはもっと前にしておくことだ。プレゼンの現場で場所と環境を確認し、プレゼン・ツールを操作してみることだ。

最大のリスク要因

プレゼンのプロに「これまでプレゼンに失敗したことがありますか」と尋ねると、きっと「たくさんある」と答えが返ってくるだろう。重ねて「失敗の原因は何でしょうか」と質問をすると、躊躇なく「場所と環境」と答えるはずだ。

ところが、多くの人はプレゼンにおける最大のリスクである場所と環境のリスクを軽視している。ひょっとすると、あなたはそれよりも、あがってしまってしどろもどろになるとか、途中で話の内容を忘れてしまうなどのほうがリスクが大きいと思うかもしれない。しかし、それはあなた自身の問題だ。

あなた自身のことは、あなたがコントロールできる。しかし、場所や環境は、あなた自身がコントロールすることは難しい。例えば、休憩スペースが講演会場から遠かったりすると、聴き手は休憩が終わったら大急ぎで戻ってこなければならない。それは、あなたの控室の場所についても同じことが言える。控室が遠いと、あなたは休憩後、全力で階段を駆け上がらなければならない。息切れして、まともに話ができない。

それに、ブレイク後の聴き手の遅刻は要注意だ。大幅に遅れてガサゴソと入室してくる。他の聴き手にとって迷惑至極。ブレイク前に休憩時間と再開時刻をしっかり伝えておくことが必要だ。

すべての局面で余裕をもって行動できるように、主催者から会場全体の情報について、ブリーフィングを受けておいたほうがいい。

教訓！
1. プレゼンの場所と環境に注意を払う
2. 機器を接続しリハーサルをする
3. 休憩場所と講演会場の位置・距離を確認する

13

ルームレイアウトの失敗

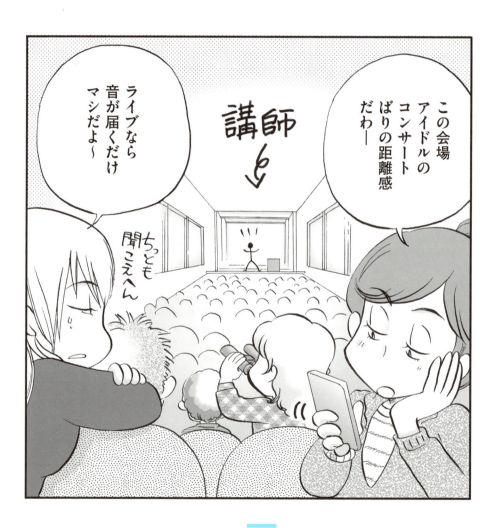

レイアウトの失敗で聴き手は蚊帳の外

　ウナギの寝床のような縦型の部屋に、スクール型（教室スタイル）のレイアウトにすると、後方の聴き手には声も届かず欲求不満になる。あなたのプレゼンの目的に沿って、部屋の形状や大きさによって机や椅子の配置にまで気を配る必要がある。

ルームレイアウトの特徴

1　スクール型

　"スクール型"とは、いわゆる教室スタイルというもの。旧来の小学校や中学校の教室のように、机と椅子を前から順番に並べていくレイアウトだ（図1）。聴き手は全員、話し手に向かって同じ方向を向く。このレイアウトは、聴き手が多人数の場合で、話し手が一方的に知識や情報を提供するのに適している。

　スクール型の問題点は"話し手対聴き手"の一方的なコミュニケーションは図れても、"聴き手対聴き手"の意思の疎通は難しいことだ。話し手と最後列の聴き手とは距離があり、後方の聴き手は蚊帳の外に置かれる。また、インタラクションがとりにくい。聴き手の集中力にばらつきが出て、理解度も均一でなくなる。スクール型は、議論しながらプレゼンテーションするには不向きだ。

2　セミ・サークル型

　もし、あなたが聴き手の集中力を高め積極的にプレゼンに参加させたいなら、"セミ・サークル型"がベスト。セミ・サークル型とは、話し手を中心にして、半円形に聴き手の席を配置するレイアウトだ（図1）。聴き手に考えさせたり、モチベーションを高めたり、あるいは、説得することが目的のプレゼンにこのレイアウトを活用すると効果的だ。また、親しみのあるプレゼンテーションをしたいとか、エンターテイメントの目的もあるなら、椅子だけでセミ・サークルを描くのもお勧めだ。小さなテーブル付きの椅子を使うと、聴き手はちょっとした書き物もできる。

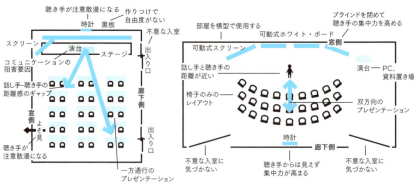

[図1] ルームレイアウトの種類と目的

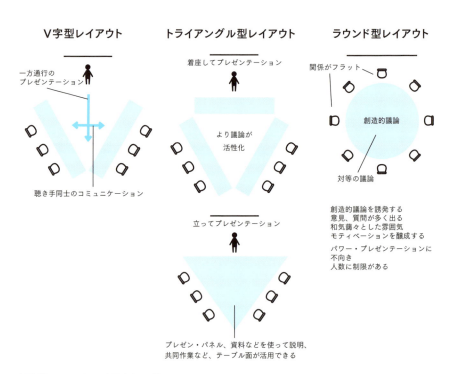

[図2] ルームレイアウトの例

3 多角形型

　V字型レイアウトは、一方的なプレゼンと双方向のプレゼンが両立できるレイアウトだ（図2）。V字が開いたほうに話し手が立って話をする。聴き手が少ないときに適している。トライアングル型レイアウトでは、テーブルで三角形を作る（図2）。もしあなたが、議論を誘発させたいと考えるなら、座って話すことだ。同じ目線の高さであれば、聴き手は発言することに抵抗はない。また、あなたが叩き台になる資料をテーブルに置いて、聴き手と議論するなら、トライアングル型が最適だ。台形のテーブルを組み合わせて三角を作れば、テーブル面が使える。お菓子をおいて、コーヒーブレイクも楽しくなる。さらに、聴き手の人数が増えてくればペンタゴン型レイアウトを作ろう。人数に合わせて、五角形、六角形、八角形と、辺を増やしていけばいい。できるだけ多くの聴き手が対面できるレイアウトのほうが、プレゼンは活性化する。

4 ラウンド型

　テーブルの角を増やしていけば、理論的には円になる。プレゼンの目的によっては、"ラウンド型"（図2）も有効だ。プレゼンで和気藹々とした雰囲気を醸し出したいとか、上級医と若手医師とがフラットな立場で意見交換をしたいときなどには効果的だ。一致団結したければ、スポーツ選手のように円陣を組む。ラウンド型だと、上座下座の境がなくなるから、全員が対等の立場で話し合いができる。しかし、このレイアウトは、よほど大きなテーブルがない限り、聴き手の人数は制限される。また、あなたが一気呵成に攻めたい、そんなプレゼンをしたければ、ラウンド型はお勧めできない。聴き手とフラットな関係になると、意見は引き出せても、あなたから強いメッセージを送ることは難しくなる。話し手のポジションを明確にし、聴き手のポジションとは区別することが必要なときは、セミ・サークル型とか、V字型にしたほうがいい。

教訓！
1. ルームレイアウトの種類を知る
2. 各ルームレイアウトのメリット・デメリットを知る
3. プレゼンの目的に合ったルームレイアウトを選択する

14

交通トラブルを想定する

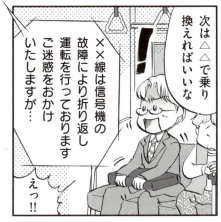

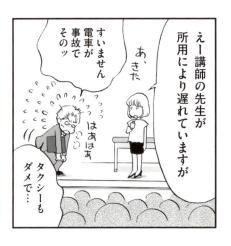

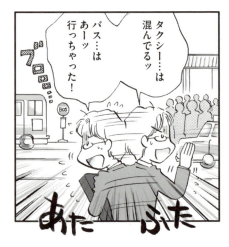

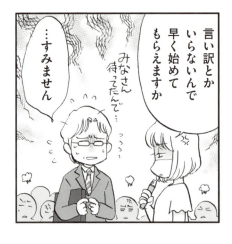

交通トラブルに遭遇

　あなたは学会で講演をするために家を出て会場に向かった。ところが、電車移動中に交通トラブルに巻き込まれた。急いで次の駅で電車を飛び降りて、タクシーを捕まえようとした。しかし、乗り場は長蛇の列。イライラしながら順番を待ち、何とか会場に着いたが大幅な遅刻。

　人身事故で電車が遅れる。車の渋滞に巻き込まれる。地震のため交通がストップする。例を挙げたらきりがないが、ありえないことではない。もし、あなたが交通トラブルはよくあることだから、講演に遅刻することは仕方がないと軽く考えているなら大きな問題だ。

　聴き手が遅れるとか欠席するのはまだいい。ところが話し手であるあなたが講演会場に到着しなければプレゼンは始まらない。すべての聴き手が待ちぼうけを食らってしまう。プレゼンでは話し手であるあなたが最重要人物だ。

遅刻は御法度

　話し手がプレゼンの開始時刻に遅れると聴き手を不愉快にさせる。あなた一人のために、多くの聴き手が迷惑を被ることになる。人は誰もが自分は多忙な重要人物だと思っている。待たされることほどイヤなものはない。

　それにあなた自身にとっても精神衛生上よろしくない。イライラしながら会場に駆け込む。プレゼンを始めようとしても、息は弾んでいるし話の内容も頭から吹っ飛んでしまっている。それに、慌てて、タクシーに原稿を置き忘れたりでもしたら最悪だ。

　あなたは、急いで登壇しスライドを立ち上げる。しかし、スクリーン上には講演に関係のない数多くのフォルダが映し出される。聴き手はあなたの私生活を無理やり覗かされた気分だ。

　それでも、やっと自分のスライド表題が映し出されると、あなたは、ひとつ咳払いをして話し始める。「大変お待たせいたしまして、申し訳ありませんでした。途中で電車の人身事故がありまして…」と謝罪し言い訳をする。

　たとえ正当な理由があっても、言い訳をするとあなたへの信頼はなくなって

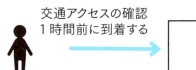

[図]　余裕をもって行動する

しまう。話し手にとって、遅刻はご法度だ。
　遅刻のリスクを回避するためには、到着までの所要時間を安易に見積もってはいけない。少なくとも講演会場まで、複数のアクセス・ルートを想定しておくことだ。

直前に準備すること

　たとえ時間通りに会場に到着しても、建物によってはセキュリティ対策が厳重で、思わぬ時間がかかってしまうこともある。要は"余裕をもってプレゼン会場に行く"ということだ。
　"余裕をもって"とは、具体的にはプレゼンの開始時刻の1時間前に会場に着いていること。あなたは「1時間も前に…」と思うかもしれないが、「あの先生のプレゼンは素晴らしい」という評価を得たければ、余裕をもって行動することだ（図）。
　それに、プレゼンが始まる前に、あなたにはやるべき仕事がある。それは、開始までの時間を使って、講演会場の全体像を掴んでおく、身支度を整える、プレゼン内容の最終確認をする、イメージ・トレーニングをするなど。
　そして、早めにプレゼン・ルームに入って、聴き手が集まってくる様子を見ておく。そして、聴き手に雑談をしかけて、聴き手との距離を縮めておけば、あなたはリラックスしてプレゼンをすることができる。
　いきなり、見ず知らずの大勢の聴き手の前に立てば、よほどの経験を積まない限り、緊張しても不思議はない。もし、講演会場が遠距離にあるのなら、余裕をもって、前の日から現地に入っておくのが安全だ。

プレゼン中の緊急事態

　あなたが熱弁をふるっているときに、突然、グラッと地震が来た。聴き手は総立ち状態、出入り口に走る人、青ざめてその場に座り込んでしまう人もいる。あなたは、「これまでプレゼンの最中に地震を経験したことはない」と言うかもしれない。プレゼンの最中に地震が発生する確率は低いかもしれない。しかし、もし地震が発生したら、聴き手が混乱する確率は100パーセントだ。

　あなたは、もしもの場合を想定しておいたほうがいい。地震が発生したら、どのように対処すればよいだろうか。自分は少々の事では動揺しないとばかり、素知らぬ顔をして話を続けたほうがいいだろうか。しかし、聴き手の頭のなかは不安でいっぱいで、あなたの話もうわの空だ。

　だからと言って、あなた自身が非常口に向かって走ったり、聴き手を誘導したりすることは止めたほうがいい。揺れに気づいたら、「ブレイクにします」と言って、後は主催者側のスタッフに対処してもらうことだ。

　あなたは直ちに主催者に地震情報を収集してもらい、揺れが収まったら聴き手に正しい情報を提供する。講演会場の揺れは小さくても、遠隔地からきている聴き手は心配だ。

　緊急事態に対処するのは地震のときだけではない。非常ベルが鳴ったり、火災が発生したりした場合も、このように冷静に対処することだ。1時間前に会場に着いていれば、すべて余裕をもって行動できる。

教訓！
1. 話し手は、絶対に遅刻をしないこと
2. 話し手は、聴き手に謝罪をするようなことはしないこと
3. 緊急事態を想定しておく

IV

シナリオの構築

15

思いつきで話すプレゼン

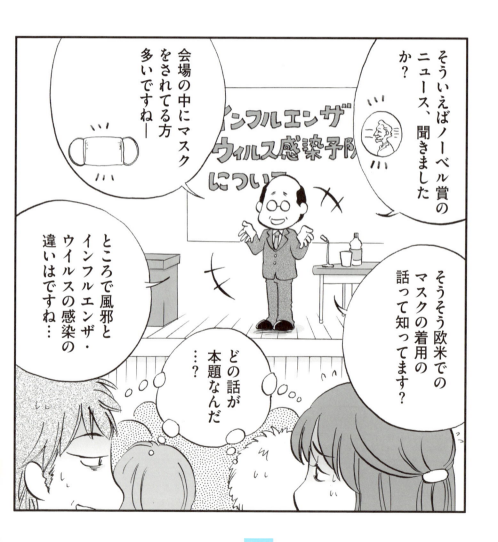

行き当たりばったりのプレゼン

　感染症専門医のあなたは、一般の人たちにインフルエンザ・ウイルスをテーマにプレゼンすることになった。テーマが一般的なため、話はあっちこっちへ飛んでしまい、最終的に聴き手はあなたが何を言いたいのかわからなくなってしまった。

　プレゼンが終わって、聴き手と雑談しながら「インフルエンザ・ウイルスの話は理解できましたか」と尋ねると、「マスクの話とか、何だかいろいろと言っていたけど…」とはっきりしない返事。あなたの話は、行き当たりばったり状態で、落としどころを探して迷走してしまった。このような例は、話題や経験豊富な話し手によくあることだ。

　あなたが話の途中で迷子になってしまうのは、自分の責任だからいいとして、感染症専門医の話を楽しみに来ていた聴き手にとっては、迷惑千万、時間の無駄遣いと憤慨するかもしれない。

結論を明確にする

　プレゼンで思いつくまま話をすると、聴き手にはあなたが何を言いたいのかわからなくなる。これはプレゼンでは絶対に避けなければならない。この問題を解決するには、まず、「結論」を明確にすることだ。つまり「自分は聴き手に何を伝えたいか」、この質問に答えること。

　話題が豊富な人、物知りの人、多くの経験を積んできた人、このような人はプレゼンで思いついたことを多く語る傾向にある。しかし、プレゼンが終わった後、聴き手は「この人は何を言いたいのかわからない」という感想をもつ。

　この原因はプレゼンに「結論」がないからだ。例えば、「インフルエンザを予防するには、手洗いとうがいが大切だ」と、自分が最も伝えたいこと、つまり、結論を明確にする。そして、その結論に対して、「理由」、「事例」、「事実」などを組み立てていく。そうすれば、筋の通った話になる。

　プレゼンの準備段階で、「こんな話をしよう」と曖昧に考えていると、あなたの話はあっちへ飛びこっちへ飛びと、脈絡のない話に終始する。それに、話に

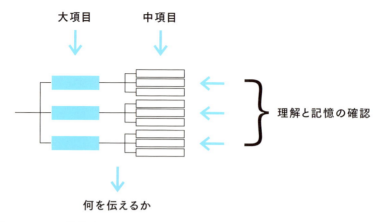

[図] シナリオを構築する

熱中してくると、結論という落としどころがないだけに脱線を繰り返し、自分でも言いたいことがわからなくなってしまう。それを避けるためにも、自分の頭のなかに常に「結論は何なのか」を焼き付けておくことだ。

結論のないプレゼンほどわかりにくいものはない。

3部で構成する

　結論が明確になれば、結論に対する「理由」を大きく3つの項目で組み立てる。例えば、「マスクはインフルエンザ・ウイルスの感染予防にならない」と結論づけたとする。そうすると、聴き手はなぜそうなのかと疑問に思う。そこで、結論の理由を3つの大項目に分ける（図）。例えば、「Ⅰ．ウイルスの正体」、「Ⅱ．咳とくしゃみ」、「Ⅲ．マスクの効用」と。

　そして、それぞれの大項目を3つの中項目に分ける。例えば、大項目「Ⅰ．ウイルスの正体」を、「1．種類」、「2．大きさ」、「3．変異」に分解して話を展開する。大項目Ⅱ、Ⅲについても同様に中項目1、2、3に分けて話を進める。

　さらに、中項目をそれぞれ3つの小項目に分けて、結論を裏付けるデータやエピソードなどを紹介する。つまり、3つの大項目を3つの中項目に、3つの中項目を3つの小項目に分解し、インデックス・ツリーを作り上げるわけだ。

　このようにしてシナリオを組み立てて話をすると、聴き手の頭の中に同じイ

ンデックス・ツリーができあがる。聴き手は話の全体像を把握でき、理解が容易になる。おまけに、あなたはこの3部構成のインデックス・ツリーを頭の中に焼き付けて話をすれば、プレゼンの途中で話の内容を忘れずに済む（参考p.78）。

そして、3つ目の大項目を話し終えたら、再度、「結論」を述べてプレゼンを締めくくる。そうすれば、あなたの言いたいこと、つまり、結論が聴き手の記憶に残るわけだ。

結論 → 理由 → 結論

結論を述べて、その理由を説明し、そして、結論で締めくくる。シナリオの基本だ。これからはこの3部構成でプレゼンを組み立てよう。そうすれば、聴き手から「何を言いたいのかわからない」という評価をもらわなくても済む。

この3部構成が使えるのは何も大勢の前でのプレゼンだけではない。もし、あなたが何か意見を求められた場合、まず、「私は…と思います」と結論を言う。そして、「その理由は3つあります。1つ目は…、2つ目は…、3つ目は」と説明していく。最後に「ですから、私は…と思います」と結論で締めくくる。

このように3部構成で話せば、あなたは「頭脳明晰な人だ」と評価される。なぜか。3つ理由がある。1つ目は、話の内容が論理的に組み立てられていること。2つ目は、内容が3つに整理分類されていること。3つ目は、話の内容がナンバリングされていて覚えやすいこと。

あなたが何かの会合に出席して、いきなり「先生、ひと言お願いします」と求められることがあるだろう。今まではドキドキしながら「あのう…」、「そのう…」としどろもどろになっていたかもしれない。しかし、これからは心配しなくていい。3部構成を即興的に組み立てながら話をすれば拍手喝采だ。

> 教訓！
> 1. 結論を明確にする
> 2. 3部構成で話の内容を組み立てる
> 3. 再度、結論で締めくくる

16

聴き手に当事者意識をもたせる

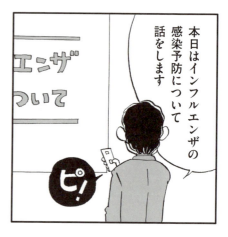

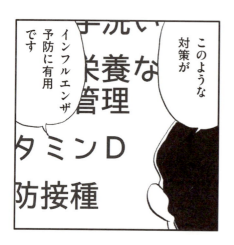

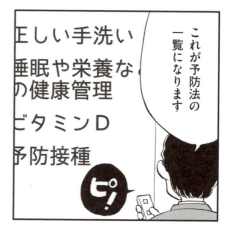

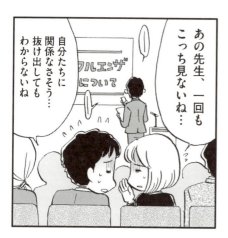

聴き手が関心を示さない

　もしあなたが、インフルエンザ感染予防について、一般の人たちに次のような話をしたとしよう。
　「インフルエンザ感染予防のためには"単に石鹸を付けて洗うのではなく、指の間や手のひらをよく洗い、タオルは他人と共有しない"ことが正しい手洗いの方法です。それから、睡眠や栄養などの健康管理も大事です。睡眠不足や栄養不足は、身体の免疫力を低下させます。免疫力は、身体の防御をつかさどるもので…また、昔から身体を日光に当てるといいましたが…それはビタミンD…作用があります。そして、インフルエンザ・ワクチンは…」。
　さて、このプレゼンで聴き手は、危機感をもって感染予防を実行するだろうか。残念ながらあまり期待できない。一般的なインフルエンザの感染予防方法を滔々と話すのであれば、聴き手を集めてプレゼンしなくてもいい。パンフレットを配るか、ビデオを会場で放映すればいい。

聴き手とブリッジを架ける

　あなたがいくら熱弁を振るっても、聴き手が無関心で話に乗ってこないことがある。また、あなたがいくら重要だと思っていても、聴き手の注意が散漫なことがある。それは、聴き手が「自分には関係がない」と思っているからだ。つまり、当事者意識がないわけだ。そうであれば、あなたがいくら力を込めて話をしても、聴き手は行動を起こしてくれない。
　聴き手に当事者意識をもたせるには、話の内容と聴き手の状況を関連づけて話を組み立てることだ。そうすれば、聴き手は自分に関わる問題だから、真剣に聴こうとする。例えば、年配の聴き手であれば「みなさんの年代になると、一度インフルエンザにかかると、重症化する可能性があります。そこで、日々の予防をしっかりすることが大切です」と。このように話し始めると、聴き手の注意を喚起することができる。
　あるいは、仕事をもった若い人たちが聴き手であれば「日々忙しく仕事をされているみなさんは、インフルエンザにかかると仕事を休まなくてはならない

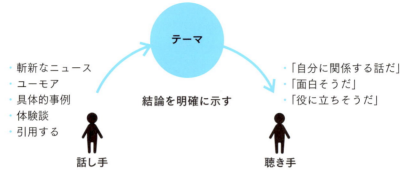

[図] 聴き手とブリッジを架ける

とか、それで仕事が滞ってしまうことになります。そこで、簡単に続けられる予防法についてお話しします」などと。聴き手と橋渡しをしながら、つまりブリッジを架けながら話を展開する。そうすれば、聴き手はあなたの話を無視することができなくなる（図）。

聴き手の注意を喚起する

　聴き手にとって、わかりにくい話の典型は、話の全体像が見えないこと。詳細から詳細へと、話が進んでいくわけだから、断片的な話に終始する。そうならないためには、例えば、「本日は、お忙しいみなさんのために、正しく簡単な予防法を3つ紹介します」と、話の全体像を示す。

　そして、これから話す流れを伝えておこう。例えば、「本日は3点お話をします。1つ目は、正しい手洗いをすること、2つ目は効果的な健康管理、3つ目は予防接種です」と述べ、「それでは1つ目の…」といった具合に、それぞれの項目の詳細な話をする。

　話の途中で再度全体像を示し、例えば、「1つ目の…2つ目の…について話をしました。では、最後に3つ目の予防接種についてお話しします。去年受けたから今年は受けなくていいと言う方がいますが、ワクチンはその年の流行予測で製造するので…」と述べる。そして、「このような予防法を実行して、あなた自身もあなたの大切な家族も、たとえかかっても重症化させない効果が期待で

きます」などとプレゼンの結論を示す。

そして、最後に「正しい手洗い、効果的な健康管理、毎年予防接種をお願いします」と、聴き手の行動を促す。全体から詳細へ、詳細から全体へと話を繰り返すと、聴き手はきちんと理解し予防法を確実に実行してくれるはずだ。

ユーモアで聴き手とブリッジ

あなたの話に"華"を添えてくれるものがある。それはユーモアだ。もし、あなたがユーモアで始めると、プレゼンのトーンは非常にリラックスした雰囲気になる。逆に危機感を煽る暗い話から始めると、プレゼンは悲壮感漂う雰囲気になってしまう。

ただ、ユーモアは両刃の剣。ユーモアに成功すれば、これほど効果的なものはない。聴き手はあなたの人間的な器の広さ、奥深さに感服する。ところが、下品なジョークや笑えない冗談で上滑りしたりすると、聴き手は軽蔑の目であなたを見下してしまう。

ユーモアが失敗したときの白けた雰囲気は情けなく、穴があったら入りたい気持ちになる。プレゼンで聴き手を笑わせることは、非常に"高度な技術"が必要だ。あなたはコメディアンではないから、これから話そうとするプレゼンのテーマと関連していることが前提条件。

テーマに関連していなければ、あなたは単なる軽率な人と思われるだけ。いきなり重要なプレゼンで使うのではなく、普段の会話の場面で何度かトライして、話の構成、間の取り方をこなしてからのほうがいい。イントロダクションをユーモア溢れる話でスタートさせ、それが聴き手の笑いを誘えば、あとは、あなたの思い通りに話を運べる。

教訓！
1. 聴き手と話の内容にブリッジを架ける
2. 話は全体から詳細へ、詳細から全体へ
3. ユーモアはリスクが高い

17

以心伝心では伝わらない

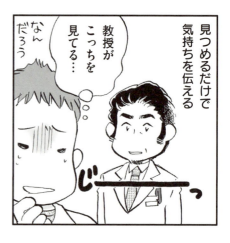
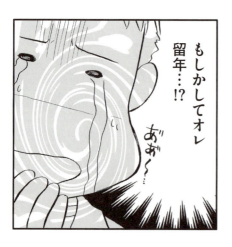
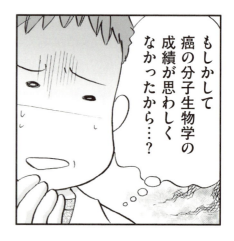
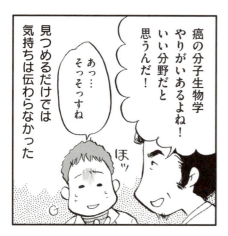

テレパシーは通じない

　あなたは「言わなくてもわかるだろう」と思い、学生に対して明示的な言葉で伝えなかった。その間、学生はあなたの意図が理解できずに、「ああだろうか？」「こうだろうか」などと推測し、結果的に悪い方向に考えてしまった。
　このケースはグッドニュースであったため、相手が安心したからいいようなものだが、もし、これがバッドニュースであれば、相手は怒り心頭に発してしまうだろう。いずれにせよ、相手に大いに気をもませてしまう。
　もし、あなたが学生に留年を告げることになったとする。あなたはストレートに留年だとは言わず、遠回しにこれまでの成績や学習態度などを説明し、あるいは「キミも頑張っているんだけど…」などと、上げたり下げたりしながら、相手にわからせようとする。いわば真綿で首を絞めるようなものだ。相手にとって嫌な話であればあるほど、回りくどく周辺の話をして相手にわからせようとしているのではないだろうか。

暗示的なコミュニケーション・スタイル

　かつて日本の社会では暗示的なコミュニケーション・スタイルで意思疎通を図っていた。いわゆる、あうんの呼吸とか、腹芸とか、以心伝心など、多くを語らないことが美徳だった。その典型例が俳句、短歌など短い文章の中に大きな世界を表現するものだ。あるいは、曖昧な表現をよしとしたり、行間を読むとか空気を読んだりなど、独特のコミュニケーションが成立している。
　日本のようにコンテクストの高い社会、つまり、単一的な価値観の中でみんなが同じような考え方を共有し生活している場合、暗黙のうちに人々の間に情報が共有されており、多くを語らなくてもわかり合える。70％ぐらいしか言葉で表現しなくても通じ合うことができる社会では、駄弁を弄しペラペラ喋ると軽薄な印象を与えてしまう。
　また、相手の感情を害するような話をするときは、直接的に伝えずに、婉曲的にまわりくどく表現する。そして、言葉で明示的に伝えなくてもわかってほしいと思う傾向がある。

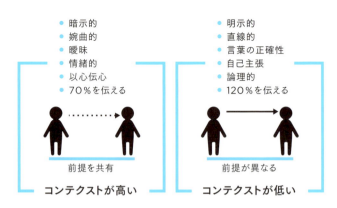

[図] 聴き手と話し手のコンテクスト

　長年にわたって、日本人はプレゼンが下手と言われている。その理由はこのような文化的な背景にある。プレゼンでストレートに結論から話し始めることに抵抗感があり、論理的に話を組み立てて表現することが苦手である。最近は日本社会も価値観が多様化し、さまざまな考え方をもっている人たちが増え、暗示的なコミュニケーションが成立しなくなってきた。

明示的なコミュニケーション・スタイル

　一方、多民族国家であるコンテクストの低い欧米社会では、人々の考え方はバラバラで様々な価値観が存在する。コンテクストの高い社会と比べて、コミュニケーションの前提となる情報の共有が極端に少ない。そのため言わなくてもその場の雰囲気でわかり合えることはない。

　個人主義社会では、黙っていてもわかってもらえるとか、言わなくても理解してくれることはない。自ら自分の考えを主張しなければならない。例えば、会議などで黙っていることは存在価値がないことに等しい。

　コンテクストの低い社会では、子どものころから自らの意見を主張するよう訓練されてきている。その一つとしてプレゼンがある。小学校からプレゼンの授業があり、子どもたちは先生からテーマを与えられ、それに対して自分の意見を組み立て、周りを説得しなければならない。

　社会に出てからも周りから自分の意見や提案などを求められる。また、それ

が他と異なって独創的であることが重要だ。日本のように「特に意見はありません」とか、「みなさんと同じです」などの発言は通用しない。その意見が単なる感覚的なものではなく、独創的かつ論理的でなければ受け入れられない。

多様で個人主義の社会では、場の雰囲気で伝えようとするのではなく、正確な言葉を使い120％明示的にコミュニケートしていくことが必須だ。日本社会でも個人主義が広がり、価値観が多様化してくる中で、正しい言語表現でプレゼンテーションをすることが求められる。

プレゼンに求められる3つの要素

日本社会も急激にコンテクストが低くなってきている。世代間の価値観は大きく異なってきているし、同じ世代でも個人主義が広まってきている。そんな中であなたに求められるプレゼンは次の3つの要素を満たしていなければならない。つまり、(1) 明示的な言語を使ったプレゼン、(2) 結論から伝えるプレゼン、(3) 論理的に組み立てられたプレゼン。

プレゼンで使う言語表現には正確性が必要だ。言葉を拡大解釈してニュアンスで伝えることはできない。共通的な暗黙の認識がない聴き手に対して、共通的な定義がなされた言語を使って伝えることだ。そのためには、あなたは都度辞書を参照し言葉の定義に対して正確性を期したほうがいい。

考え方がバラバラな聴き手は、まず、あなたが何を言いたいか「結論」を知りたいと思う。もし、背景や経緯を長々と話をすると、聴き手の理解はバラバラだから、何を言いたいか全く理解不能に陥る。聴き手はゴールつまり「結論」を知り、その上で、結論の理由を知りたくなる。

価値観が多様な社会の共通言語は論理性だ。論理的であれば、前提に共通認識がなくてもわかり合える。プレゼンのシナリオは何が何でも論理的でなければならない。

> 教訓！
> 1. 使う言葉の定義を調べよう
> 2. 結論から始めよう
> 3. シナリオは論理的に組み立てよう

18

「3つ」の約束

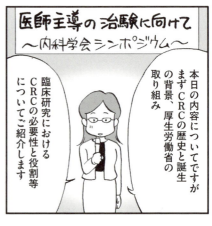
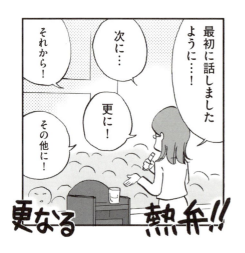
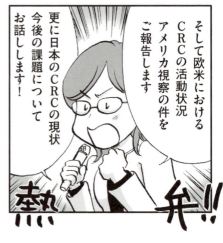
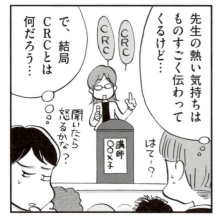

詰め込みすぎのプレゼン

　CRC（治験コーディネーター）であるあなたは、医師が集まる内科学会のシンポジウムでプレゼンをする機会を得た。そこで、あなたはCRCの重要性について理解してもらうために、その役割について話をすることにした。

　あなたは絶好の機会を活かそうと大いに熱弁を振るった。プレゼンでは、できるだけやさしい言葉で丁寧に説明した。また、難解な内容はわかりやすく多くの事例を何度も繰り返し示した。そのため、あなたのプレゼンは多くの情報を詰め込んだ内容になってしまった。それに脈絡もなく自分の言いたいことを一方的に話した結果、聴き手はあなたの話を理解することができなかっただけでなく、CRCが自分とどのような関わりがあるかもわからなかった。

聴き手の利益のある結論

　多くの人はプレゼンのシナリオを組み立てるとき、「あれも言いたい、これも言いたい」とばかり、多くの情報を盛り込む傾向にある。例えば、CRCの背景や歴史について話をしたい、外国と日本のCRCの状況を比較して説明したい、そうでないと聴き手には理解されないと思うかもしれない。体験談やエピソードも伝えて、聴き手に興味をもってもらいたいと考えるかもしれない。

　しかし、果たして聴き手はそれらを知りたいと思っているだろうか。参考情報として聴いてもいいと思っているにすぎない。CRCがどれだけ医師である自分にとって役に立つ存在か、まずそれから知りたい。だから、あなたはプレゼンの結論から始めること。そして、その結論には聴き手の利益がなければならない。冒頭で「CRCは医師の臨床研究を円滑に進めるための支援を行う」という結論を述べたとしよう。すると医師である聴き手は興味をもち、話を聴いてみようと思う。あなたはCRCの歴史、背景や経緯から話したいかもしれない。しかし、それでは聴き手はそっぽを向いてしまう。自分には関係のない話だと。

　大事なことは、プレゼンの冒頭で「結論」を明確に示すことだ。そして、その結論が「聴き手の利益」であること。プレゼンは自分の言いたいことを言うのではなく、聴き手が聴きたいことを伝えることだ。

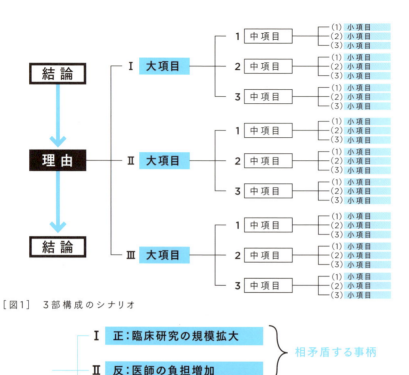

[図1] 3部構成のシナリオ

[図2] ロジカルなシナリオ：弁証法の例

理由は3つで組み立てる

　あなたがプレゼンの冒頭で結論を述べると、多くの聴き手には「なぜだ？」と疑問がわく。そこで、あなたは結論の理由を述べる。だらだらと話してはいけない。シンプルに「その理由は3つあります」と言うと、聴き手はその3つが何か知りたくなる。もし、あなたが「理由が15あります」と言うと、聴き手はプレゼン会場から逃げ出すだろう。伝えたいことは3つでまとめることだ。図1に示すように3本の大きな柱を立てて、結論をロジカルに証明する。

　あなたは3つの理由を大項目「Ⅰ．…」「Ⅱ．…」「Ⅲ．…」と組み立て、それぞ

れの大項目を「1. …」「2. …」「3. …」と中項目に分解する。そして、それぞれの中項目をさらに「(1)…」「(2)…」「(3)…」と小項目に分解する。つまり、3部構成のインデックス・ツリーを作り上げるわけだ。

　3部構成でシナリオをつくり、そのイメージを描きながら話をすると、あなたは話の内容を忘れないし、聴き手も頭の中で話のイメージを描きやすい。

3つのルール

　3部構成のシナリオ作りには3つのルールがある。第1のルールは「1項目に1コンセプトであること」、第2のルールは「大・中・小項目は従属関係で組み立てること」、そして第3のルールは「3つの項目で統一すること」だ。

　第1のルール。例えば大項目を「CRCの業務と役割」としてはいけない。2つのコンセプトが入っているからだ。これでは、シナリオは複雑になる。第2のルール。大項目「CRCの業務」は中項目以下では従属関係をもって業務を3つに分ける。例えば、「1. 試験の登録数を増加させる業務」「2. 医師の負担を減少させる業務」「3. データの精度を保持する業務」とする。さらに中項目1を3つの小項目に分解する。

　他の項目同様に従属関係を保って3部構成を組み立てる。第3のルールの3つの項目で統一する場合、関係性のある3つで統一することだ。項目がランダムに並んでいると、聴き手はあなたの話を理解するのに必死だ。それにあなたも順番を覚えることが難しいはずだ。関係性をもたせて項目を並べてみよう。「臨床研究のCRCのメリット」についてプレゼンする場合、弁証法で3部構成を組み立てよう。「Ⅰ. 正：臨床研究の規模拡大」「Ⅱ. 反：医師の負担増加」「Ⅲ. 合：CRCの支援による解決」。そして「大規模研究を実施すれば臨床現場の医師の負担が増えてしまう。この相反する要求を満足させ、問題を解決するためCRCの支援があります」と話を展開する（図2）。誰もが納得するはずだ。

> **教訓！**
> 1. 結論は聴き手の利益であること
> 2. シナリオはツリーでつくる
> 3. ロジカルに3部構成をつくる

19
シナリオはロジカルに組み立てる

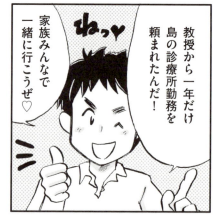
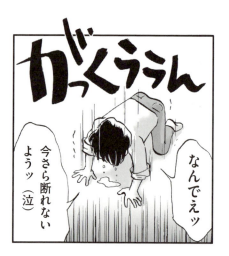
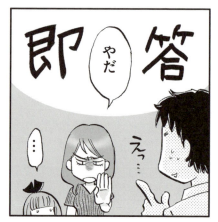
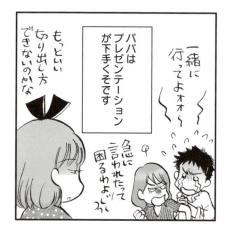

日常会話のプレゼン

　このケースは夫の要求が妻に即答で却下されたケースだ。なぜだろうか。その理由は3つある。1つ目は、聴き手の立場に立っていないこと。2つ目は、聴き手のメリットを示していないこと。そして、3つ目は、話を論理的に組み立てていないこと。

　日常のちょっとした会話でも「結論→理由→結論」の3部構成のロジックを使ってみよう。当然、結論には聴き手の利益がなければならない。単に「1年間だけ島の診療所勤務を頼まれた…」だけでは、相手のメリットはない。

　そこで、「これからは家族でゆっくり過ごす時間を持てるようになったんだけど…」と結論を述べる。そうすると聴き手は「えっ、どういうこと？」と興味をもって聴こうとする。

　そこで、「その理由は3つあってね…」と結論に対する理由を説明する。「1つ目は、教授から島の診療所に行くように頼まれて…」、「2つ目は、島では子供たちと一緒に楽しく遊ぶ時間も増えて…」、「3つ目は、気候も温暖で冬でもマリンスポーツができるみたいだよ。君、ダイビング好きだよね…」と3つの理由を話す。そして、最後に「これからは家族でゆっくり過ごす時間を持てるようになったんだけど…」と再度結論を述べる。これでうまくいく。

ロジカルに話を展開する

　相手を説得するためには、結論に相手の利益があり、それを証明する話をロジカルに展開することが必要だ。単に理由を3つ並べればよいというものではない。きちんと筋が通った内容でなければならない。つまり、ロジカルに組み立てる。

　これからは、3つの項目に関係性をもたせて伝えよう。例えば「Ⅰ．過去、Ⅱ．現在、Ⅲ．未来」などのように時系列に話を組み立てる。「Ⅰ．地域①、Ⅱ．地域②、Ⅲ．地域③」のように地理的に話を展開する。あるいは「Ⅰ．大、Ⅱ．中、Ⅲ．小」や「Ⅰ．上、Ⅱ．中、Ⅲ．下」などのようにエスカレーション的に並べる方法がある（図）。

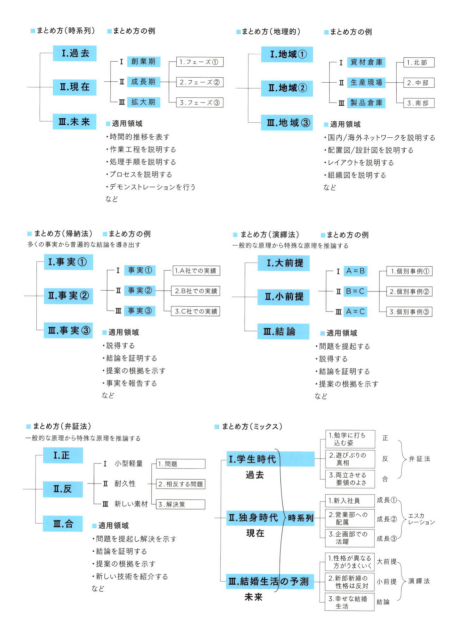

[図] 大項目のまとめ方：6つのパターン

さらに「Ⅰ．大前提、Ⅱ．小前提、Ⅲ．結論」の演繹法を使って話をする。また「Ⅰ．事実①、Ⅱ．事実②、Ⅲ．事実③」などのように多くの事実を示し、それらに共通する原理原則を導きだす帰納法や、「Ⅰ．正、Ⅱ．反、Ⅲ．合」という弁証法でプレゼンの内容を組み立てる（参考p.78）。

図の右下の示すまとめ方（ミックス）は結婚式のスピーチのシナリオで、時系列、弁証法、エスカレーション、演繹法を複合的に使って組み立てた例だ。

お勧めのロジック

プレゼンで劇的な効果を生むシナリオの作り方は、弁証法のロジックを使うことだ。

弁証法とは、「自己のうちにある矛盾を自らの発展によって、新しく統合された統一を達成する論理」だ。これでは何だかよくわからない。わかりやすく説明しよう。例えば、あなたが子供を連れて食事に行くとする。長男は和食を食べたいと言いだした。次男にたずねてみると洋食が食べたいという。もし長男の言い分を受け入れると次男はふてくされるだろう。逆に次男の言い分を受け入れると今度は長男がふてくされる、かといって、別々のレストランに行くわけにはいかない。

あなたは窮地に立たされる。ここであなたは弁証法を思いだす。"矛盾に対して統合された統一に達成される論理"、つまり、2人をデパートの食堂に連れていき、1つのテーブルで、長男は和食、次男は洋食を食べる。これで兄弟喧嘩を回避することができる。

教訓！
1. 日常会話でプレゼンのシナリオを使う
2. 理由の3つはロジックを使う
3. 弁証法のロジックは劇的な効果を生む

20

この話はどこへいくの？

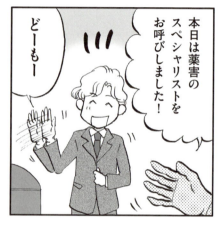
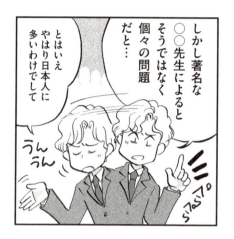
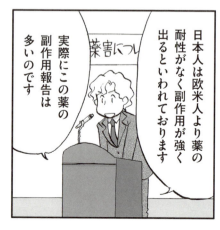
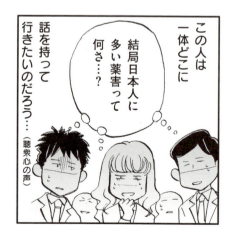

スペシャリストの落とし穴

　あなたは司会者に薬害のスペシャリストとして紹介され、壇上に上がってプレゼンを始めた。

　あなたは堂々とプレゼンを始めたが、日本人に多い薬害を説明していたとき、ある教授の話が脳裏に浮かんできた。教授は「薬物の効き目には個人差があり、いずれは遺伝子型で使用する薬物を決める時代が来るだろう、薬害は人種差では語れないかもしれない」という話をしていた。

　あなたはつい、その話を持ちだしてしまった。そして、その話をさらに展開させ、まったくかけ離れたテーマへと進んでいった。そのうちに話に矛盾が生じ取り返しのつかないところまできた。

　日本人に多い薬害を聞きにきた聴衆は混乱してしまい、あなたの結論は理解されないままに、講演は終了した。

アウトラインで話そう！

　もし、プレゼンの前に「あれと…」、「これと…」と大まかに内容を決めて話し始めると、ちょっとしたきっかけで、話があらぬ方向に行ってしまう。糸の切れた風船のように、そのうちに手の届かないところへ話題が飛んでいったり、最初の話と辻褄が合わなくなったり、挙げ句の果てに「何の話だっけ？」と自分でもわからなくなってしまう。

　あなたがそんな失敗を犯さなくても済むように、プレゼンの「アウトライン」を伝授しよう。このアウトラインは話す内容の順番や概要を示し、聴き手の理解を促すためのガイドになる。このアウトラインに沿って話をすることによって、あなた自身にも多くのメリットがある。

　(1) 話がまとめやすい。複雑な内容であっても、アウトラインに沿っていけばスッキリとまとまる。(2) スピーキング・ガイドになる。どのような順番で話をすれば効果的か、アウトラインがガイドしてくれる。(3) 話の内容を忘れない。話し手が一番恐怖に思うことは、プレゼンの途中で話を忘れてしまうことだ。アウトラインがガイド役として、あなたをバックアップしてくれる。

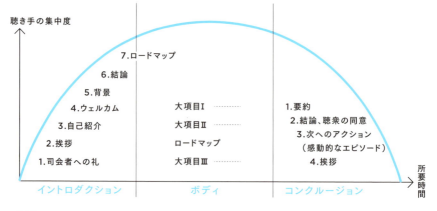

[図]　アウトライン

（4）アドリブが入れられる。プレゼンの醍醐味はアドリブだ。当意即妙に話が展開すれば、聴き手は拍手喝采。アドリブを入れるためには、そもそも構成がしっかりできていることが条件。（5）時間が調整できる。思いつきで話をすると時間が足りなくなったり余ったりする。アウトラインがあれば時間を調整しながら話せる。

「イントロダクション」→「ボディ」→「コンクルージョン」

　アウトラインは3つのパートからなる（図）。まず、「1．イントロダクション」。プレゼンを立ち上げる部分。そして、「2．ボディ」。大事な話をする部分。最後に、「3．コンクルージョン」。プレゼンの〆の部分。

　プレゼンが始まる前は、聴き手の注意力は散漫だ。直前に参加した会議の内容を引きずっているかもしれないし、何かむしゃくしゃするようなことがあったかもしれない。そんな集中力のない聴き手に大事な話をしてはいけない。イントロダクションでウォーミングアップをして、徐々に集中力を高めていく。

　聴き手が十分に温まり集中力が高まってきたら、ボディの部分で3つの話をする。大項目Ⅰ、中項目1、小項目（1）へと話を展開する。3部構成のシナリオ（参考p.78）をイメージしながら話せば、途中で忘れることもない。

　ボディの3項目を話し終え、いきなりプレゼンを終了すると、飛行機で言え

ば墜落するようなものだ。ソフトにランディングするためにコンクルージョンへと移る。人間は忘れやすい生き物だから、プレゼンの全体を要約し、結論を再度述べる。

アウトラインを完成させスライドをつくる

　アウトラインで話をするのは、冒頭で結論の方向性を示し、聴き手を迷わせることなく、最後に再度結論へ導くためだ。図に示したアウトラインを完成させ、その上でスライドを作ろう。

　プレゼンの準備段階で、アウトラインを完成させる前に、いきなりスライド作りに精を出すのは止めたほうが賢明だ。あなたは、きっと、スライドを作り始めると、話の全体の流れよりも、枝葉末節にこだわってしまう。

　例えば、何の写真を使おうか、この図は形がよくない、図の配色が悪い、グラフが正確ではない、このフォントは見にくいなど、スライド作りのテクニックに走りがちだ。そうなると、目の前のスライド作りにエネルギーを使い果たし、プレゼンの全体の話の流れを作り出せない。

　最も効果的で効率的なプレゼンの準備は、まず、3P分析を行い（参考p.26）、その分析結果に沿って3部構成のシナリオをつくる。プレゼンの全体像を捉えながら、聴き手にとって満足度の高い内容かどうか検証する。3部構成のシナリオができれば、次にアウトラインを作成する。

　図にあるように、イントロダクションの「司会者への礼」、「挨拶」、「自己紹介」、「ウェルカム」、「背景」、「結論」、「ロードマップ」と内容を記述していく。そして、ボディの「大項目Ⅰ」、「大項目Ⅱ」、「ロードマップ」、「大項目Ⅲ」を記述する。そして、コンクルージョンで「要約」、「結論」、「次へのアクション」、「エピソード」、「挨拶」で締めくくる。このアウトラインが記述できれば、次にスライド作りに取りかかる。

> 教訓！
> 1. アウトラインに沿って話を組み立てる
> 2. アウトラインで話をする
> 3. アウトライン作成の後でスライドをつくる

21

イントロダクションの失敗

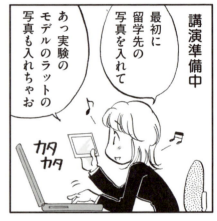
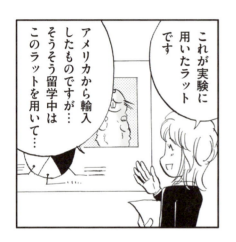
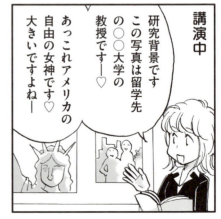
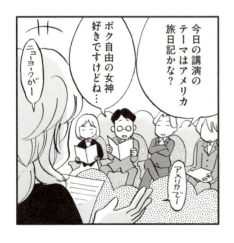

聴き手の知りたいことにフォーカスする

　研究発表の際に、あなたは場を和ませようとして、米国留学時代の写真を見せながら、ちょっとしたエピソードを披露した。聴き手は興味津々で聴いていたが、次第にあなたの言葉の端々に、「米国の大学では…」とか、「アメリカ人の考え方では…」とか、「留学時代の恩師が…」などと、米国の話が頻繁に出てくると、聴き手はあなたの想い出話に飽き飽きしてきた。

　きっと、あなたは初めて米国に留学し、見るもの聴くもの全てが新鮮で喋りたいことがいっぱいある。しかし、聴き手にとってみれば、あなたの体験談より、「なぜ、この研究に取り組んだのか？」「そして、その研究結果はどうであったのか？」、それが知りたいはずだ。

　イントロダクションで聴き手の興味を惹くためには、聴き手の知りたいことにフォーカスしよう。

プレゼンは司会者への礼からスタート

　あなたは聴き手の前に立ったとき、最初に「司会者への礼」を述べる。きっと、司会者はあなたを持ち上げて紹介してくれているはずだ。例えば、「この道の専門家である…」とか、「この分野では右に出る人がいないぐらい…」などと、あなたを褒め称えてくれる。そんな司会者を無視してはいけない。「過分なご紹介をいただき、ありがとうございます」とか、「身に余るご紹介をいただき…」などと礼を述べる。

　もし、誰かがあなたのために何かをしてくれれば、「ありがとうございます」と礼を述べるのがコミュニケーションの基本だ。司会者への礼は話し手であるあなたが礼儀正しい人物だという印象を与える。

　きちんと司会者への礼を述べたら、次に聴き手に向かってしっかり「挨拶」をする。ゆっくり話そう。ここで早口で話し始めると、あなたは一気にアガる。挨拶は、人と人が何かを一緒に始めるときのスタートの合図だ。あなたはエネルギーを出して、ゆっくりと聴き手に向かって「おはようございます」とか、「こんにちは」などと言う。

```
I.イントロダクション
    1.司会者への礼
    2.挨拶
    3.自己紹介
    4.ウェルカム
    5.背景        聴き手への問題提起と問題共有
    6.結論        問題解決

    7.ロードマップ  結論の論理的証明
II.ボディ
```

[図] イントロダクション

　ここで、ボソボソと小さな声でしゃべり出すと、聴き手は一気に聴こうという気をなくしてしまう。たとえマイクを使っても、エネルギーのある声を出そう。聴き手はエネルギーのある人に興味をもつ。人前に立ってきちんと挨拶ができるかどうか。育ちがわかるというものだ。

自己紹介とウェルカム

　挨拶を終えたら、次に「自己紹介」だ。たかが自己紹介と侮ってはいけない。これから他人のプレゼンを聴く機会があれば、この自己紹介に注目してみよう。多くの人は自分の名前をモソモソというか、ボソボソというか、語尾までしっかり発音しないで済ませてしまう。はっきりと自己紹介しよう。

　自己紹介を終えたら、次に「ウェルカム」を表明する。聴き手は貴重な時間を割いてあなたの話を聴きに来る。そんな聴き手を無視してはいけない。きちんと感謝の意を表す。例えば、「本日はお忙しい中お集まりいただきありがとうございます」とか、「本日はこのような機会をいただきありがとうございます」とか、あるいは「本日はこのような場でお話ししなければならないのは、非常に残念ですが」というケースもある。集まりの趣旨を正しく理解し、正しい表現を選ぶことが重要だ。

このように、司会者への礼を述べ、挨拶をし、自己紹介を行い、ウェルカムを述べながら、聴き手の集中力を高めていく。

背景（問題提起）と結論とロードマップ

　ウェルカムを表明したら、「さて…」と間を置いて、「背景」を述べる。背景といっても、「先日、恩師の先生に今回の講演会で、是非キミが発表するようにと言われまして…」などと、あなたがプレゼンをするに至った理由や経緯ではない。

　あなたのプレゼンのテーマの背景だ。例えば、あなたが「3時間待ちの3分診療」のテーマでプレゼンをすることになったとしよう。背景はそのテーマに関する問題提起だ。例えば、「忙しいわりに患者さんに喜ばれない」などと。それも、聴き手自身が問題と考える内容がいい。この問題提起で聴き手の共感、つまり「そうそう、そういう問題があるんだよね」と思われれば成功だ。

　聴き手は、問題提起に共感できれば、「では、どうすればいいんだ？」と疑問をもつ。そこで、「それを解決するには…です」とプレゼンの結論を述べる。そうすれば、聴き手は「なるほど！」とあなたの結論に感動する。

　ただ、「本当だろうか？」と猜疑心の芽を膨らませる聴き手もいる。そこで、あなたは結論を証明しなければならない。つまり、「ロードマップ」を示す（図）。ロードマップとは、これから結論を証明する内容と手順を示すことだ。いわばプレゼンの目次のようなもの。例えば、「なぜ、それが大切か、3つの観点からお話しします。1つ目に…、2つ目に…、そして、3つ目に…」などと。

　この背景、結論、ロードマップの3つの項目がロジカルに展開できれば、それだけで、聴き手は時間を使って、あなたのプレゼンを聴きに来てよかったと思う。

> **教訓！**
> 1. 司会者に礼を述べることからスタートしよう
> 2. 背景で問題を提起し、結論で解決策を示そう
> 3. 結論を証明するロードマップを示そう

22 ボディの失敗

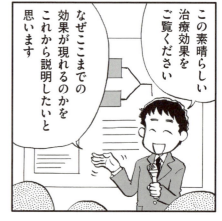
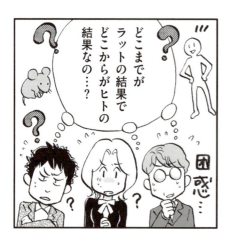
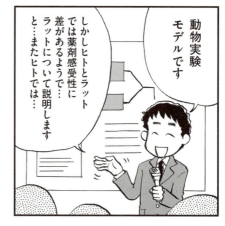
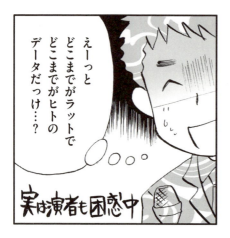

ヒトかラットか？

あなたは、「この薬を投与するのが効果的である」という結論に対して、それを動物実験の結果と比較し証明しようとした。ところが、必要な薬の投与量が単純に体重あたりの計算量ではないし、出現した副作用も異なっている。それに、ラットでは現れなかった副作用がヒトでは出現した点を説明できない。用意したデータをグラフや図で示したが、どうも聴き手は納得していない。

そのうちに、どれがヒトで、どれがラットか、あなたは混乱してしまった。混乱の原因は、あなたの話がヒトとラットを何度も往復し、話の構成が複雑になってしまったからだ。話し手のあなたが混乱してしまうようでは、聴き手は混乱の極みだろう。

ボディはシンプルに

あなたは、イントロダクションで示した背景（問題提起）と結論に対して、ボディでそれを論理的に証明しなければならない。ボディで失敗すると、プレゼン全体の信頼性が落ちてしまう。

このボディの中身は、シンプルでなければならない。もし、「なぜ、効果的か、その理由を15項目にわたって説明します」と言ったなら、きっと聴き手はあなたのプレゼンから逃げ出すはずだ。3つの項目にまとめよう。例えば、「なぜ、この薬を投与することが効果的か、3つの項目で説明します。1つ目はラットの実験結果、2つ目はヒトの治験結果、そして3つ目は最終結果です」と、3部構成（参考p.78）で組み立てる。

ここで、あなたはなぜ3つでボディの中身を構成するのか、疑問をもつだろう。なぜ、2つではいけないのか。なぜ、4つではいけないのか。もっともなことだ。それは「3」という数字に意味があるからだ。たとえば、諺で3のつくものを挙げてみよう。石の上にも3年、3人寄れば文殊の知恵、早起きは3文の徳など、つまり、3という数字は、シンプルとか、バランスがいいとか、3つで充足しているなどの意味が含まれている。

もし、あなたがプレゼンのボディで、「その理由は3つあります」とか、「副

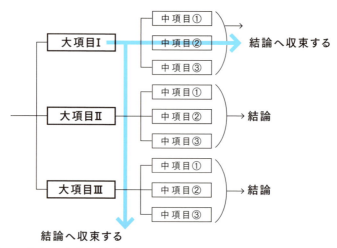

［図］　3つの中身でボディを構成する

作用は3つ考えられます」とか、「それには3つの効能があります」などと言うと、聴き手はその3つが何か知りたくなる。それに、3つぐらいだと、すぐに覚えることができる。プレゼンでは3を多用しよう（図）。

3は論理学の基本

　多くの人は物事をまとめる方法は「起承転結」だと思っている。子どものころから、「話は起承転結でまとめろ」と教わってきた。起承転結の由来は中国の漢詩の構成法で、起で始めて、承でそれを受け、転で展開し、そして、結で結論を言う。詩であるが故に短くて情緒的な話であれば有効なまとめ方だ。

　しかし、プレゼンでこのまとめ方を使うと、聴き手はあなたの話の最後まで聴かなければ結論がわからない。起承転まで聴き手が集中して話を聞いてくれればいいが、きっと途中で他のことを考え始めるだろう。

　あなたが論理的な話をしたければ、論理学の基本である3を活用することだ。たとえば、三段論法で話をまとめるという手がある。それは、「A=B」「B=C」ゆえに「A=C」であると話を展開する。また、演繹法で組み立てる方法もある。演繹法とは「一般的原理から特殊な原理や事実を推論し結論付ける」こと。「大前提」「小前提」「結論」の3つでまとめる。さらに、弁証法というロジックも

ある。弁証法とは「自己のうちにある矛盾を自らの発展によって、新しく統合された統一に達成する」ことだ。簡単に言えば、「正」と「反」の矛盾することを「合」で両者の矛盾を解決する方法だ。

ロジックは共通的に理解される組み立て方だから、これを用いることによりプレゼンがシンプルになり理解されやすいということだ（参考p.82）。

関連性をもたせる

　論理学などと小難しいことをと思うかもしれない。それではもう少し簡単なボディのまとめ方を伝授しよう。だれにでも理解されやすくシンプルなまとめ方は、「過去」「現在」「未来」で時系列に説明する方法だ。例えば、「これまでの治療法」「現在の新しい治療法」「将来の夢の治療法」などと。これだと聴き手は過去のいきさつを知り、現在の状況を理解し、そして、将来への期待をもつなどと前向きなプレゼンを組み立てることができる。

　また、「小」「中」「大」など物事がエスカレーション的に拡大することを示す3部構成もある。例えば、あなたが大学の教授選で科の抱負を述べるプレゼンをするなら、この方法が最適だ。あるいは、地域の特性と症状の発生の関係をプレゼンするなら、日本全国を「南部」「中部」「北部」と地理的に3つに分割し、それぞれについて話をまとめる方法がいい。その他に、結論に対して「因果関係」「例証」「価値基準」というまとめ方もお勧めだ。物事の原因を示し、例を挙げて証明し、基準をもって他と比較する。

　もし、あなたが思いつくままランダムに項目を並べるなら、聴き手の理解度は低いものになるだろう。聴き手が一番理解できず記憶に残すことができないのは「ランダム」という方法だ。あなたも経験があるだろうが、ランダムに出される数字を覚えるのは至難の業だ。それぞれの項目に何らかの関連性があれば、あなたのプレゼンは非常にわかりやすくなる。

> **教訓！**
> 1. ボディは3つの項目でまとめよう
> 2. 3つの項目でロジックを作ろう
> 3. それぞれの項目は関連性をもたせよう

23

コンクルージョンの失敗

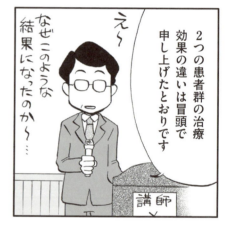
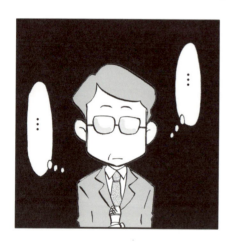
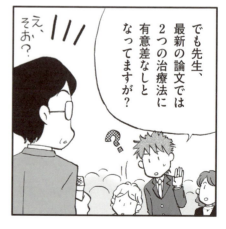
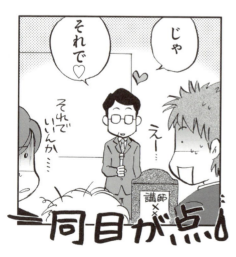

最後に結論に対する自信をなくす

あなたはイントロダクションからボディへと順調に話を進めた。最後にコンクルージョンでプレゼンを締めくくる。ところが、聴き手が最新の論文を引き合いに出し、あなたの結論に対して質問をしてきた。

その質問を聴いたあなたは、一瞬頭が真っ白になって答えがみつからない。コンクルージョンで冒頭に示した結論を、最後にもう一度念を押すつもりだったが、果たしてそれが正しいのか自信をなくしてしまった。あなたは答えに窮し黙ってしまい、何も答えることができず、プレゼンを終えてしまった。プレゼン会場は最悪の雰囲気になってしまった。

コンクルージョンの順序

プレゼンの全体の流れは、イントロダクションで結論を示し、ボディで結論を証明し、そして、最後のコンクルージョンで結論を再度述べ締めくくる。前述のように、プレゼンの全体は「結論→理由→結論」で構成するわけだ（参考p.67）。

ボディの大項目Ⅲを話し終えたら、コンクルージョンに入る。ここでは、「要約」「結論」「次へのアクション」「エピソード」「挨拶」の順で進める。「要約」ではプレゼンの内容を振り返り、どんな話をしたか要約する。要約だからダラダラ話すのではなく、「本日は最初に…について、2つ目に…について、そして、最後に…についてお話をしました」とボディの3つの項目を示し聴き手に全体概要を示す。

そして、「結論」ではイントロダクションで述べた結論を再度繰り返す。ここで重要なことは、イントロダクションの結論とコンクルージョンの結論は同じ内容でなければならないこと。同じ言葉、表現で示すと、聴き手に強い印象を与える。もし、話しているうちに気が変わって別の結論を述べると、聴き手は「何だったんだ！」と失望する。

結論を述べたら、「次へのアクション」を示す。プレゼンの最終目的はあなたの意見や考え方に基づいて聴き手が行動を起こすことだ。例えば、治療法のガ

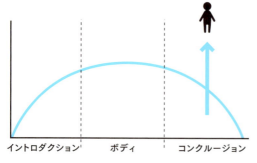

[図] コンクルージョンの役割

イドラインについて説明したとしよう。聴き手が「わかった」と理解するだけなら、プレゼンは成功したことにならない。「なるほど、わかった。よし、やってみよう」と行動に移してくれなければならない。

例えば、「紹介した症例に対して、次回、このガイドラインに沿って治療されることをお勧めします」などと。

「意見」「事実」「感情」

次へのアクションを示したら、プレゼンを終える前に感動的なエピソードを紹介する。人に何かを訴えるためには、プレゼンに3つの要素がなければならない。1つ目は「意見」、2つ目は「事実」、3つ目は「感情」。

聴き手はプレゼンであなたの「意見」を求める。例えば、あなたが単に症例を報告するだけでなく、その症例に対してあなたはどのように考えるか、どのような意見をもっているか、それを知りたいと思っている。ただ、あなたが「この病気は予後が悪い」という意見を述べたとする。しかし、意見に対して「事実」を示し証明しなければならない。具体的な症状の変化や数値を示すことだ。逆に「事実」だけを淡々と説明すると聴き手は「だから何だ？」と、あなたの意見を求める。つまり、意見には事実をもって証明し、事実に対しては意見を述べることが必要だ。

では、「意見」と「事実」を伝えるだけで、人を説得することができるだろうか。もし、あなたが淡々と表情も変えず、ロボットのように意見や事実を話す

としよう。これでは、聴き手は心を動かされない。あなたの意見に賛同しようとする気持ちにはなれない。プレゼンで聴き手を説得したいとするなら、熱意や誠意など聴き手の「感情」に訴えることも必要なわけだ。

　プレゼンでは、イントロダクションの司会者への礼、エネルギーあふれる挨拶、感謝を表すウェルカムなど、あなたの気持ちを表現する。そして、最後のコンクルージョンでは、あなたが経験したちょっとしたエピソードを紹介し、聴き手に感動を呼び起こす。プレゼンでは、意見と事実と感情をバランスよく伝えることだ（図）。

失敗しないために

　今回のような失敗を起こさないために、まず、イントロダクション、ボディ、コンクルージョンの流れ、つまり、結論→理由→結論を強固に組み立てておくことだ。注目すべきは、イントロダクションの結論、ボディの結論の理由、コンクルージョンの結論、それらの関係性だ。準備段階で、事実から導き出す結論、結論の証明になる3つの理由、理由から導き出す結論、これらの関係が論理的で整合性はあるかどうか。結論に対する盤石な論理構成を確認する。

　また、手持ちのデータを何度も見直すこと、過去から最新の論文に目を通すことも必要だ。さらに、自分の結論に反する内容の論文は慎重に読み込んでおく。シナリオが出来上がったら、「よし、出来た」とばかり安易に満足してはいけない。どこかに矛盾がないか、論理の飛躍がないか、論理的に破綻していないか、ヌケ・モレ・ダブリがないか、多面的に検証しよう。検証するためには、聴き手の立場に立って、結論→理由→結論の3部構成を見直すことだ。

　そうすれば、迷いなく最後のコンクルージョンで結論を述べ、そして、次へのアクションを促し、感動的なエピソードで聴き手を感動させることができる。

教訓！
1. 注意深くコンクルージョンを組み立てる
2. プレゼンに意見と事実と感情をバランスよく盛り込む
3. 結論→理由→結論を多面的に検証する

V
デリバリー

24

アイ・コンタクトをしないと…

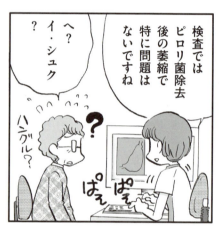
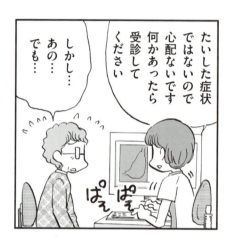
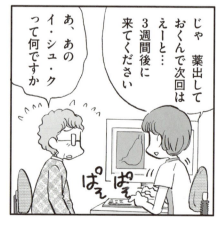
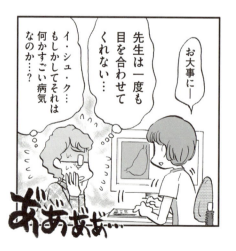

パソコンのディスプレイを見ながら…

　あなたは診察を終えて席に座り、パソコンを操作しながら検査結果を電子カルテに入力する。患者が「あのう、結果はどうでしたか？」という質問に、ディスプレイを見ながら「そうですね、あのう、ちょっと待ってください」と言い入力を続けた。しばらくして、キーボードをカチャカチャ言わせながら「検査結果はですね…」と説明を始めた。説明をしながらも、あなたはディスプレイから目を離すことはなかった。

　あなたは患者に病状を説明する間、患者と一度も目線を合わせることがなかった。果たして、あなたの説明は理解されただろうか。また、あなたは患者にどのような印象を与えただろうか。

　電子カルテが導入されてから、画像診断も臨床検査結果もパソコンでデータを見ながら患者に説明をするようになった。さらに、他科や転院先への紹介状・薬のオーダー、次回診察の予約など、患者のほうを見ないで対応しているのではないだろうか。

注視率が低い話し手

　話し手の聴き手に対する注視率は、話し手の印象や人物評価に大いに関係がある。注視率というのは、プレゼン全体の時間に対して、あなたが聴き手に目線を合わせて、つまりアイ・コンタクトをして話している割合のことだ。

　注視率が20パーセント以下だと、あなたは「信頼できない」「未熟だ」「自信がない」「冷たい」「無視されている」、果ては「何か隠し事をしているのでは？」などとネガティブな評価をされてしまう（図）。

　ここで、あなたがスライドを使ってプレゼンをしているシーンを思い浮かべてみよう。演台の近くに立ってスライドを操作しながらプレゼンする。あなたの目線の先にあるのは何だろうか。きっと、聴き手ではなくスクリーンやディスプレイのはずだ。あなたのスピーキングガイドはスライドだから、それを見ながら話をすることになる。その結果、聴き手と目線が合わず、意図せずネガティブな印象を与えてしまう。

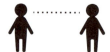
■アイ・コンタクトが弱い、頻度が低い
- 冷たい
- 弁解的である
- 未熟である
- 信頼できない
- 何か隠し事をしている

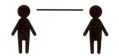
■アイ・コンタクトが強い、頻度が高い
- 自信がある
- 誠実である
- 親近感がある
- 熟練している
- 堂々としている

［図］　アイ・コンタクトと人物評価

　あなたからスライドを取り上げると、ひと言も話せないことになるだろう。スライドに頼ったプレゼンはしないほうがいい。これからは、シナリオの3部構成（参考p.78）を頭の中にたたき込んで、スライドを見ずに聴き手に目線を合わせて語りかけるようにしよう。

注視率が高い話し手

　一方、注視率が80パーセント以上の話し手には、「自信がある」「信頼できる」「熟練している」「親しみがある」などと、聴き手はポジティブな評価をする。
　プレゼンの冒頭で、あなたが聴き手の前に現れ聴き手に向かって目線をしっかり合わせながら挨拶をしたとしよう。きっと、聴き手は「話し手はこれから話そうとする内容に自信があるんだ」と思う。そうすれば、聴き手は意欲的にあなたのプレゼンを聴こうとする。
　スライドを使ったプレゼンでも、聴き手に強い目線を送って、「では、次に治療効果の違いについてお話をします」と言ってスライドを見せ、聴き手に目線を合わせたまま、「左側のグラフは…」と説明する。そうすれば、聴き手は話の内容が信頼できると思うはずだ。同じスライドの内容であっても、聴き手に目線も合わさずボソボソと説明すると、あなたへの信頼度は低いものになってしまう。
　目線には様々な効用がある。例えば、司会者に紹介され聴き手の前に立ったとき、司会者に目線を合わせて「ご紹介ありがとうございます」と言えば、本

当に感謝の気持ちを表すことができる。目線を合わさずに礼を述べると、司会者は本当のところは感謝されていないのではないかと思う。

聴き手に目線を合わせるとは、聴き手全体を見るのではない。聴き手ひとりひとりに目線を合わせることが必要だ。偏ることなく会場全体の聴き手に目線を動かしながら話をしていく。そうすれば、あなたは聴き手全員の心を掴むことができる。

聴き手のマナー

プレゼンには話し手の「すべきこと」「してはいけないこと」がたくさんある。それと同時に聴き手にも同じようにプレゼンを聴くマナーがある。もし、あなたが聴き手の立場になることがあれば、この聴き手のマナーを思い出そう。

プレゼンで話し手が話し始めたら、話し手の目を見ながら話を聴くことだ。よくある光景だが、会議で話し手が話し始めたら、腕を組んで目をつぶっている聴き手がいる。寝ている場合もあれば、集中して聴いている場合もある。しかし、いずれにせよマナー違反だ。必ず話し手の目を見て聴く。

目を見て聴くといっても、じっと表情も変えず微動だにせず聴いているのもマナー違反。話の内容に聴き手としてフィードバックすることが必要だ。内容が理解できるなら「うん、うん」とうなずく。わかりにくいなら、首をかしげてフィードバックする。そうすれば、話し手はわかりやすく言い直してくれるはずだ。

話し手が上から目線で「話してやる」とか、聴き手が寝るとか内職に精を出すなど行儀悪く「聴いてやる」といった態度であってはいけない。プレゼンとは、話し手と聴き手が協力し合いながら一体となって作り上げていくものだ。そのためには、聴き手にも聴くマナーがある。

教訓！
1. 聴き手に強く目を合わせて話す
2. 高い注視率は良い印象を与える
3. 聴き手のマナーも守ろう

25

非言語表現

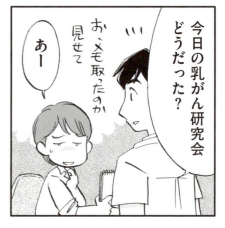
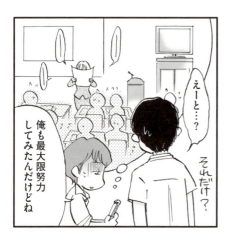
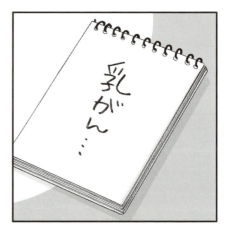
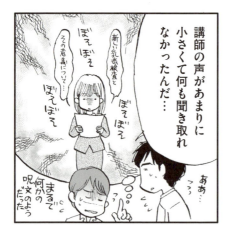

伝わらない声

　あなたは乳がんの研修会の講師を務めることになった。プレゼンが苦手で腰が引けるが、恩師からの依頼で断り切れなかった。
　準備段階で、聴き手や目的・目標や場所・環境を分析し、シナリオの組み立てにも時間をかけた。そして、話す内容をすべて書き出し完璧に準備をした。そのおかげで内容的には満足のいくプレゼンを作ることができた。
　人前に立つと緊張する性格だから、実際のプレゼンでは用意した原稿を読み上げ、少々早口だったが何とかプレゼンを終えた。最後に「ありがとうございました」と礼を述べて会場を見ると、多くの聴き手がなにやら不満そうな表情をしていた。
　あなたは、わかりやすい内容の話だったと自信をもっていたが、聴き手の状態を見ると残念な結果になったと反省せざるを得なかった。しかし、何が問題だったのかわからない。

伝わる声

　あなたは人に何かを伝えるとき、言葉、つまり言語を使う。例えば、日本語で話をする、文字を書いてメモを手渡す、手紙を書く、メールを送るなど。言語以外に言語でないもの、つまり非言語も使う。非言語とは、身振り手振り、姿勢、態度、顔の表情、声の大きさなど。さらには、図や絵で示すなど言葉でない方法で相手に伝えようとする。
　非言語のうちで「声の表現」というのがある。同じ話をしても、大きい声、小さい声、低い声、高い声など、それぞれ伝わり方が違う。大きい声で話せば強調することができ、小さい声では注意を喚起することができる。また、低い声で話せば厳粛なニュアンスを伝えることができ、高い声では緊張感を醸し出すことができる。
　ただ、この講演を頼まれた医師は、下を向いて原稿をボソボソ読み上げた。プレゼンとして内容的には優れたものだったかもしれないが、声が小さすぎて聴き手には届かなかった。最近、大きな声を出す機会が少なくなって、ぼそぼそ

1.エンブレム
（表象）
- 言葉を代理する働き
- 強調する役割
- 言葉を否定する役割

2.イラストレーション
（例示的動作）
- 物の形状を表す
- 量を表す
- 数字を表す

3.ボディ・マニュピュレーション
（身体的操作）
- 体の一部を他の一部に接触させて規則的に動かす動作
- 物体を本来の目的以外に使うこと
- 無意味な動作を継続的に行うこと

［図］　ボディランゲッジの種類と役割

と早口で話をする人が多くなったようだ。

　これでは相手に伝わらない。大きな声を出せばいいというものでもない。下を向いて原稿を読み上げず、聴き手に向かってアイ・コンタクトをしながら、大きな声で、ゆっくり、エネルギーを込めて話さなければ伝わらない。

ボディランゲッジを使う

　あなたが聴き手に向かって「このような機会をいただき、ありがとうございます」とウェルカムを表明したとしよう。このとき、本当に感謝の気持ちが伝わるかどうかは、言葉ではなくあなたの顔の表情や姿勢、態度などが重要だ。もし、「ありがとうございます」と言ってもアイ・コンタクトがなく無表情だったり、姿勢や態度が悪かったりすれば、感謝の気持ちは伝わらない。感情を伝えるには非言語の手助けが必要だ。

　例えば、あなたが膵臓の働きについてプレゼンすることになったとしよう。その中で消化液を分泌する作用を強調したいと思っている。ところが、あなたは直立不動の状態で、顔も無表情で、淡々と説明した。これでは聴き手は何が重要かわからない。あなたはボディランゲッジを使って強調しながら説明することだ。例えば、強調したい部分は一歩前に出る、拳を握って強調する、真剣な表情で話をする、強調したい表現の前に間を置くなど。

　言語表現だけでは、あなたの本当の気持ちは伝わらない。いくら「嬉しい」

と言っても言葉だけでは嬉しさは伝わらない。嬉しい表情で「嬉しい」と言わなければならない。あなたが身体全体を使って伝えなければ、あなたのプレゼンは伝わらない。

ボディラングエッジの種類

プレゼンに使えるボディラングエッジは3種類ある（図）。この3種類のボディラングエッジを駆使すれば、あなたのプレゼンは表情豊かになる。

1つ目は「エンブレム（表象）」。これは明確にメッセージが込められたボディラングエッジだ。質問の内容が聞き取りにくいときは、耳に手を当てるだけで聴き手と意思疎通が行える。大きく手を広げて「ようこそ」と言えば聴き手に感謝の意味が伝わる。握り拳を見せながら話せば決意の強さを示すことができる。話の途中で一歩前に出ると話題が変わったことが聴き手に伝わる。

2つ目は「イラストレーション（例示的動作）」。これは身体を使ってイラストを描く方法。例えば、指を3本立てて「大事な点が3つあります」と言えば3つが強調される。両腕を大きく広げて「このように大きな…」と言えば聴き手は大きさが実感できる。このように身体を使って物の量や大きさなどを表すことができる。腕を下から斜め上に動かし「患者数が伸びています」とグラフを描けば推移や変化がわかりやすい。

3つ目は「ボディ・マニュピレーション（身体的操作）」。これはプレゼンで使ってはいけないボディラングエッジの一種で意味がないもの。例えば、貧乏ゆすり、ポインターをもて遊ぶ動作、後頭部を掻いている動作、ボールペンのノックをカチカチさせているなど。これらの意味のないボディラングエッジを使うと、精神が不安定というメッセージが聴き手に伝わる。あなたのプレゼンの信頼度が低下するというものだ。

教訓！	1. 声にエネルギーを込めて話をする 2. ボディラングエッジを活用する 3. ボディ・マニュピレーションは使ってはいけない

26
ビジーなスライド

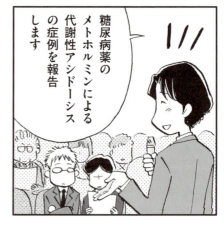
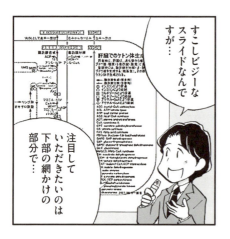
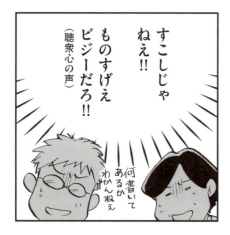
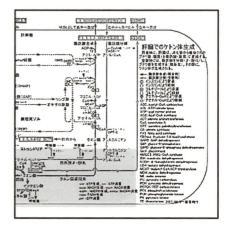

言い訳の連発

　あなたは学会で代謝性アシドーシスの症例を報告することになった。スライドも詳細に作り込みヌケモレのない内容を組み立てた。プレゼンでは、「それでは、スライドをお見せします」と言いながらスクリーンを見ると、自分でもさすがに細かすぎてよくわからない。「ビジーなスライドで申し訳ありませんが…」と言い訳をしながらプレゼンを始めた。その後、スライドを繰りながら話を続けるが、そのつど「ビジーなスライドですが…」とか、「ビジーなスライドで見にくいと思いますが…」などと、「ビジーなスライド…」を連発した。
　聴き手は「ビジーなスライドとわかっているなら、そんなものを見せるな」と心の中で言いながら、だるそうな態度だった。

スライド作成の基本原則

　あなたがスライドを作るとき、スライドに頼って話を進めようとするから、どうしてもあれもこれもと詰め込みすぎる。それに自分の立場でスライドを作ろうとすると、聴き手にとってわかりにくい、見にくい、興味が湧かないものになってしまう。
　ここで、発想を転換しよう。そもそもスライドは誰のためのものか。聴き手がスライドを見て興味をもち、理解を深め、記憶に残すためだ。スライドは聴き手の興味、理解、記憶のためだから、あなたは聴き手の立場に立ってスライドを作成することだ。
　あなたは目の前のパソコンのモニターを見ながら、あれこれとスライドを作り上げる。しかし、実際のプレゼンではスクリーンから遠い聴き手もたくさんいる。そうなると、聴き手からは文字が小さすぎて読めない。作ったスライドはリハーサル段階で離れてみて判読できるかどうか確認することだ。
　もし、あなたが聴き手の立場に立てば、少なくともビジーなスライドを作ることはないだろう。自分のことしか考えずにプレゼンをすると、いきなりスライドを見せ、一部分だけ説明し、話が終わればすぐに次のスライドへと移る。実にマイペースなプレゼンだ。聴き手あっての話し手だから、聴き手に優しい

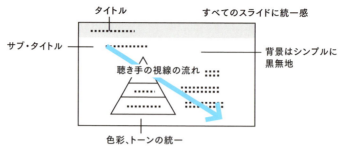

[図1] 聴き手の視線の動き

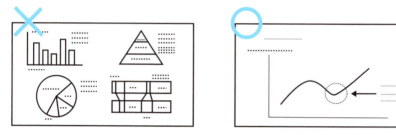

[図2] 1枚に1コンセプト

プレゼンをしよう。それが、あなたの評価を左右する。

安易に他から流用しない

　ビジュアルで失敗する原因は、図や文字が小さすぎたり聴き手が内容を判読できなかったりすることが多い。例えば、書籍の解糖系の図をそのままスライドに取り込んだとしよう。印刷されたビジュアルは手元で見る前提だから、スクリーンに投影することには向いていない。ビジュアルの使用目的が違うわけだ。

背景に凝らない

　文字だけのスライドを作ると、何やら殺風景な感じがする。そこで、あなたはスライドの背景に凝りたくなる。例えば、季節感を出そうと背景に桜の花をあしらってみる。あるいは、グローバルな雰囲気を出すために世界地図を入れてみる。さらには、米国留学時代の恩師と撮った写真を映してみる。しかし、

多くの場合、それらは聴き手にとって邪魔で理解を阻害する要因になる。背景はシンプルに黒にするのがいい。

スライドに統一感をもたせる

　好感のもてるスライドは全体に統一感があること。タイトルやサブ・タイトルは常に同じ位置にあること。色彩のイメージが統一されていること。中間色を基調にしたビジュアルなら、すべてのスライドに同じ色使いをすること。もしスライドのイメージがバラバラなら聴き手は落ち着かない。

視線の動きに同期する

　聴き手にとって何の違和感もなく話の内容に集中できるのは、自然な視線の動きに同調したスライドだ。聴き手は最初に左上に注目する。そして斜め右下へと視線を動かす。もしタイトルやサブ・タイトルが右上にあると聴き手は違和感を覚える。基本は人間の自然な感情にさからわないこと（図1）。

1枚に1つのコンセプト

　話し手は1枚のスライドに多くのグラフやチャートを描きたがる。それだと、聴き手はどの部分に集中していいかわからず、注意は散漫になる。1枚のスライドには1つのコンセプトが原則だ（図2）。1枚のスライドに複数のコンセプトを描き、その関係性を示したければアニメーション機能を使うことだ。図を消したり現したりしながら、見せたい部分だけ見せる。そうでないと、聴き手はあなたの意図しない部分に集中し話を聴いていないことになる。

教訓！
1. 聴き手の立場でスライドを作る
2. スライドは「シンプル・イズ・ベスト」
3. 1枚のスライドには1つのコンセプトを描く

27

関係性を図で表す

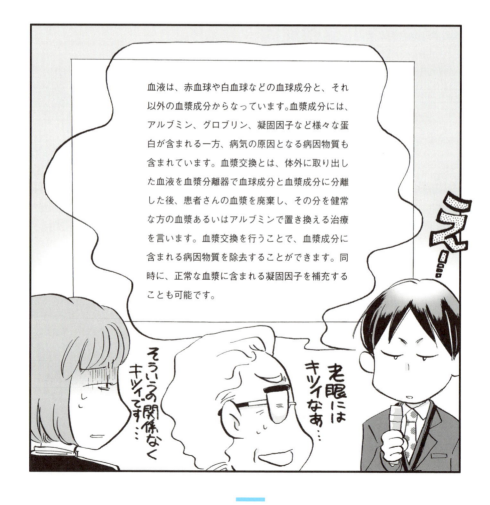

聴き手に苦痛を強いるスライド

あなたは準備の段階で、思いついたままスライドに文字を打ち込んだ。そして、プレゼンでは文字だけのスライドを見せて説明を始めた。

ここで、聴き手の立場に立ってもらいたい。文字が書かれたスライドを見せられると、あなたはそれを読もうとするはずだ。読んでいると、話し手が口頭で解説を始める。読むことと聴くことを同時に行うのは至難の業だから、あなたは読むことも聴くことも放棄してしまう。

文字だけのスライドを作るのは簡単だ。とにかくスライドに文章を打ち込んでいけばいい。しかし、聴き手にとっては苦痛以外の何物でもない。

スライドの目的

スライドは極力文字を少なくし、伝えたい内容を図解することだ。聴き手がパッと見てピンとくるのがいい。聴き手にとってプレゼンでスライドを使う目的は3つある（図1）。1つ目は聴き手の理解を助けること。2つ目は聴き手に興味をもたせること。3つ目は記憶に留めさせること。さらに、もう1つ、話し手のメリットがある。それはスライドを見せることによって時間を節約できることだ。

複雑に絡み合った内容を口頭だけで説明し、聴き手に理解させるのは不可能に近い。そんなときは図を見せることだ。瞬時に理解してもらうことができる。また、ぼそぼそと口頭だけで説明すると、聴き手はプレゼンに興味をなくしてしまう。そんなときに、カラフルでインパクトのある図を見せると聴き手はハッとして、スライドを食い入るように見る。

もし、あなたが複数のコンセプトの関係性を説明するとしよう。口頭だけで理解を得るためには、相当な時間を使って説明しなければならない。たとえ時間を使ったとしても、理解されるかどうかは疑わしい。ところがスライドを使えば図を見せるだけで、聴き手は一瞬で理解できる。あなたにとって大いなる時間の節約ができるわけだ。

逆にスライドを見せると聴き手は混乱してしまうなど、理解を阻害するも

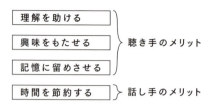

[図1] スライドの目的

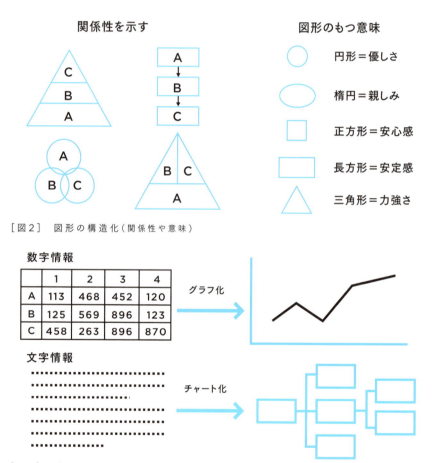

[図2] 図形の構造化（関係性や意味）

[図3] グラフ化、チャート化

のであってはいけないし、興味を減退させるようなものであってもいけない。それに、スライドを見せる尻から、聴き手の記憶から消えていくのであれば、スライドを使う意味がない。スライドを使う目的は、聴き手の理解、興味、記

憶を助けるためだ。

要素の関係性を図解する

　図解するには何が何でも絵を描けばいいわけではない。図解するとは、「要素と要素の関係性を図に描く」という意味だ。例えば、A、B、Cという3つの要素があるとしよう。それを文字だけで表すと、それぞれの関係性がわからない。そこで、この3つの要素をさまざまに図解（図2）すると、それぞれの関係性を表すことができる。

図形のもつ意味

　図解するとき、文字を円形で囲むのと、四角や三角や楕円で囲むのでは、それぞれ意味が違う。それは図形がもつ意味やニュアンスが異なるからだ。例えば、円形は優しさを、四角は安定感を、三角は力強さを、楕円は親しみを表している。この図形がもっている意味と、あなたが伝えたい意味を合致させれば、聴き手により良く伝わる（図2）。

数字情報と文字情報

　もし、あなたが無機質な数字で表した情報を聴き手に伝えたいとしよう。そんな場合はグラフ化することだ。そうすれば、あなたは数字の意味を視覚的に伝えることができる。もし、あなたが文字で表した情報を聴き手に伝えたいとしよう。そんな場合はチャート化することだ。そうすれば、整理分類された情報を見える化して、聴き手に伝えることができる（図3）。

教訓！
1. 文字は極力少なくする
2. 項目間の関係性を図で描く
3. 数字情報はグラフ化、文字情報はチャート化する

28

見せるステップ

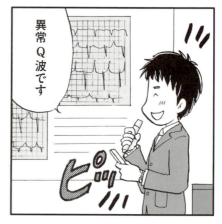

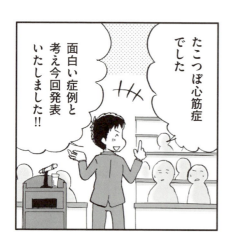

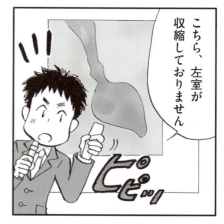

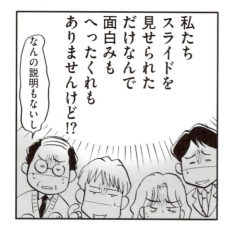

いきなり見せない

あなたはプレゼンで聴き手にとって興味深い症例を紹介することにした。いきなり心臓の左室造影画像を見せながら、「こちらの左室が収縮していません」と説明した。聴き手はポカンとした表情で何もわかっていない様子。あなたは続いて「たこつぼ心筋症でした」と言った。会場はシーンと静まりかえってしまった。あなたは何が起こったのかわからない。

丁寧に説明する

よくある話だが、話し手がスライドを見せ、「この点が一番問題です」と説明を始める。ところが、聴き手は何が何だかわからない。話し手は何のためのスライドか説明せずに、いきなり話し始めた。スライドに描かれたグラフの見方も説明せずに、折れ線グラフの頂点を示して「この点が一番問題です」と言った。聴き手の立場を考えず自分中心なプレゼンだ。

もし、話し手が聴き手の立場に立ってプレゼンをするなら、もっと丁寧に説明をするはずだ。まず、これから見せるスライドを予告する。「これから昨年1年間の症例発生数を示します」と言ってスライドを見せる。そして、「このグラフは月別の症例発生数の推移を表しています」と言い、「縦軸は発生数、横軸は1月〜12月まで」とグラフの見方を説明し、「青い線は男性、赤い線は女性を表しています」とここまで説明し、「6月の発生件数、これが一番問題です」と言う。

スライドを見せるステップ

このグラフを作成したのはあなただから、スライドの目的、グラフの見方などは十分理解している。しかし、聴き手は初見だから、何が何だかわからないはずだ。ステップを踏んで丁寧に説明することが大切だ（図）。

ビジュアルを見せて説明するステップは、「1. スライドを予告する」「2. スライドを見せる」「3. スライドの目的を説明する」「4. スライドの見方を説明

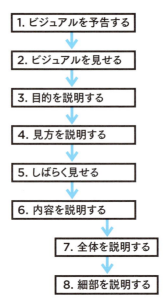

[図] スライドを見せるステップ

する」、「5．しばらく見せる」、「6．内容を説明する」、説明が終わったら、「7．全体を説明する」、「8．細部を説明する」。

　面倒くさいと思わないでいただきたい。これらのステップをすっとばしていきなり説明すると聴き手は内容を理解できない。それだけでなく、聴き手はあなたを自分勝手な人だと思う。

1 スライドを予告する

　何事もそうだが、いきなりというのは危険だ。事前に予告したほうがいい。きっと聴き手の期待感が高まるはずだ。
　例えば、「次に心臓カテーテル検査の所見を示します」とスライドを予告しよう。そうすれば、聴き手は「ああ、そうか、心臓カテーテル検査の所見を示してくれるんだ」と思って聴く余裕ができる。

2 スライドを見せる

　スライドを予告したら、次にスライドを見せる。このとき、あなたはスクリーンにスライドがきちんと投影されているか確認したくなる。しかし、振り返っ

てスライドを見ないほうがいい。振り返って見ると自信がないというメッセージを送ってしまう。あなたは聴き手のほうを見て、きちんとスライドを見ているか確認することのほうが大切だ。

3 目的を説明する

聴き手がよそ見をしていないことを確認し、「この画像は左室造影の所見を示したものです」と言う。聴き手が誤解しないように丁寧に説明をしていく。

4 見方を説明する

例えば、「右は本患者のものです。参考のため左には正常の左室造影像を示しています」と言う。そうすると聴き手はあなたの左右の左室造影像を読み違えることはない。

5 しばらく見せる

聴き手はビジュアルを見せられると、何が示されているか興味津々のはずだ。スライドの隅々まで目を皿のようにして見ているはずだ。そんな聴き手にいきなり話し始めてはいけない。間をおいてじっくり見せてあげることだ。

6 内容を説明する

聴き手がしっかり見たことを確認して、「正常では起始部、心尖部とも収縮しますが、ご覧のように患者では起始部は収縮していますが、心尖部は収縮していません。これがちょうどタコツボのようにみえることからたこつぼ心筋症と名付けられています」と。説明は細部から始めるのではなく、全体を示してから細部の説明へ入っていく。

説明が終わったら聴き手の理解を確認し次へ進める。

教訓！
1. スライドを予告して見せる
2. スライドの見方を説明する
3. 説明が終わったら次へ進める

VI
双方向のプレゼン

29

とんちんかんな答え

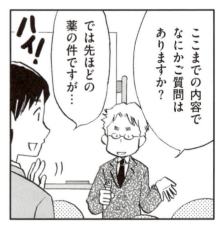
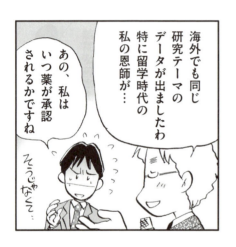
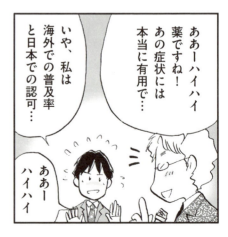
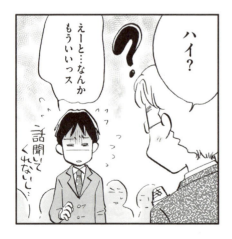

後悔先に立たず

あなたは癌性疼痛の軽減について、疼痛治療の目標、疼痛の評価、薬物療法、精神的苦痛の緩和などについてプレゼンテーションを行った。話し終わると、聴き手のなかの1人が手を上げて質問をした。質問の内容は、どうやら日本では未承認の医薬品に関するものだと思った。

あなたは、米国と日本のドラッグラグについて日頃から関心をもっており、国際的に標準とされる医薬品による治療が受けられない一般的な問題について詳細に答えた。

しかし、質疑応答が終わって、あなたは、聴き手は単にその医薬品がいつ日本で承認される可能性があるのか、あるとすればいつ承認されるのか、尋ねたかったことに気づいた。結果的に、あなたが説明した内容はまったくとんちんかんな答えになっていた。

3つの原因

とんちんかんな答えになる原因は3つある。1つ目は、質問の内容を早とちりしてしまうこと。質問者が質問を始めると、「ああ、わかった、わかった。みなまで言うな…」とばかり最後まで聴かず、結果的に質問の内容を誤解してしまうケース。そして、質問にかぶせて「ええ、わかります。それはですね…」と答えはじめ、とんちんかんな答えになるケース。

2つ目は、たとえ質問の内容を正しく理解したとしても、それに対して真っ正面から答えず、あなたが答えたい内容、あなたが答えられる内容に限定して答えるケース。あるいは、あなたが興味のある方向に引っ張って質問に答えたことにする。かなり確信犯的だ。そうなると、聴き手にとってはとんちんかんな答えになる。

3つ目は、質問の内容を正しく理解しても、前提や背景から答え始めると、そのうちに話があらぬ方向に行ってしまうケース。例えば、「それにお答えする前に、その前提を確認しておきますが…」などと言う。そして、前提を話しているうちに質問内容を忘れてしまう。あるいは、意図的に質問に答えずに終

1. 不明な点を明らかにしたい質問

2. 追加の情報を得るための質問

3. 自分の意見を述べるための質問

4. 考え方を確認したい質問

5. 単に目立ちたいがための質問

［図］　質問の種類

えてしまう。

　あなたがいくら素晴らしいプレゼンをしたとしても、質疑応答で質問者を満足させることができなければ、全てが台無しになってしまう。質疑応答は意外な盲点だ。

質問の種類を知る

　質疑応答を成功させる第一歩は、「質問の種類」を知ることだ。きっと、あなたは、聴き手は、「わからないから質問する」と思っているだろう。それではあまりにも純真無垢だ。聴き手は様々な思いで質問する。例えば、質問という衣をまとって、あなたの意見に反論したいというものもあれば、あなたを陥れたいというものもある。それを純粋にわからないから質問をしていると理解して対応すれば、思わぬところで足下を掬われる。

　質問の種類を知ろう。質問は5種類ある（図）。

種類別対処方法

　1つ目は、「不明な点を明らかにしたい質問」。聴き手は、あなたの説明ではよく理解できなかったから、手を上げて質問をするわけだ。この手の質問に、あなたは「さっき説明したのに…」と思うかもしれない。しかし、聴き手の理解度はバラバラだから、丁寧に説明し直すか、異なった観点から説明するか、

あるいは、具体的な事例を紹介するといいだろう。プレゼンで話した内容と同じでは答えたことにならない。

　2つ目は、「追加の情報を得るための質問」。きっと、あなたのプレゼンテーションは、テーマに対してすべてを網羅したものではないだろう。話の内容以外に、さらなる情報を要求する質問もある。そんな場合は、関連情報を提供するとか、テーマの範囲を広げて新たな情報を紹介することだ。

　3つ目は、「自分の意見を述べるための質問」。これは少し厄介な質問だ。講演などでは、基本的に話し手は聴き手に質問を求めることはあっても意見は求めない。だから聴き手は質問をしながらも自分の意見を主張しようとする。例えば、「その治療法では生存率は低いと思いますが、どのように考えますか？」という質問は、「どのように考えますか？」と質問をしているようだが、「生存率は低いと思う」と自分の意見を述べている。このような質問に遭遇した場合は、逆に意見に対して「なぜ、生存率が低いと思われますか？」などと逆質問することだ。

　4つ目は、「考え方を確認したい質問」。この質問は往々にして反対の立場から質問をしてくる。「それは非現実的ではありませんか？」などと。あなたはここで感情的に対立してはいけない。聴き手はあなたの意見に反対したいのではなく、きちんと答えてもらって納得したいのだ。論理的に答えを組み立てて回答すれば、あなたの信頼度も高まるというものだ。

　5つ目は、「単に目立ちたいがための質問」。いわゆる意地悪な質問だ。あなたがどう答えても、聴き手はあなたをやり込めようと突っかかってくる。そんな場合は、ことさら誠意をもって丁寧に対応することだ。そして時間切れを待つ。そうすると、「あの先生は誠実な人だ」と、他の聴き手に好印象を与える。質問者よりも他の聴き手を味方に引き込んだほうがいい。

教訓！
1. 質問の種類を知れば質疑応答に失敗しない
2. 意見を述べる質問には逆質問してみよう
3. 意地悪な質問には、ことさら誠意をもって対応しよう

30

答えは結論から

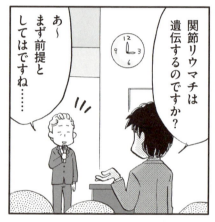

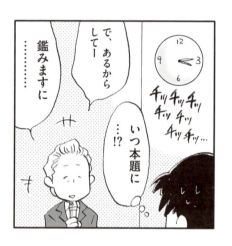

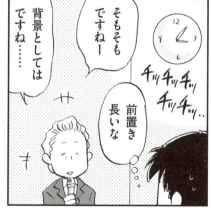

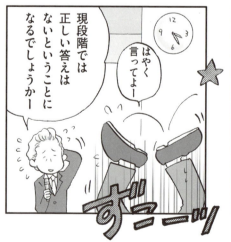

長い前置き

あなたはリウマチ学会で、関節リウマチに対するTNF阻害薬使用ガイドラインについて講演することになった。一通りの話が終わったところで、聴き手のひとりが手を挙げ、質問をした。

あなたは待ってましたとばかり、「まず、そのご質問内容の背景として…」と答え始めた。話し始めると、次々と話したいことが頭に浮かんでくる。背景やらこれまでの経緯やら関連事項などについて言及した。

ふと気付くと、会場はシーンと静まり返り集中して聴いているようだが、ウトウトしはじめた聴き手もいる。質問をした当の聴き手は、イライラしている様子。それにも構わず滔々と話を続け、最後に現在のところ学術的には正しい答えはない旨答えた。

結論から答える

これからは、聴き手からの質問には結論から答えよう。

ところが、あなたは答える前に、きっと話の前提から説明しなければと思う。何事にも背景があるから、それから話すべきだ。そもそも論も言っておかなければならない。そうでないと、質問者は理解できないはずだ。あるいは誤解をするのではないかと危惧する。そこで、質問に答える前に、長々といろいろな話をする。

あるいは、質問を聴いてすぐに答えが思いつかない。そこで、天から答えが降りてくるのを、あれこれ話をしながら待つ。あるいは、話しながら落としどころを探そうとする。

ここで、質問者の立場に立ってみよう。聴き手は質問の答えを知りたい。忙しい時間を割いて学会に出席し、長々としたプレゼンを聴いたが、本当に知りたいことは、質問をした内容だ。ところが、それはなかなか答えてもらえない。イライラが募る。

質問を受けたら、まず、「現段階では、遺伝するかどうかはわかりません。というのは…」と結論から答える。そうすれば質問者はあなたの答えに安心する。

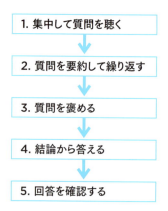

[図] 質疑応答のステップ

そして、「というのは、理由が3つあります。1つ目は…」と説明し、最後に「ということで、遺伝するかどうかはわかりません」と再度結論で締めくくる。質問に対する答えも、結論→理由→結論で組み立てることだ。そうすれば、あなたは聡明な人だと思われる。

質疑応答に失敗する原因と対策

　質疑応答であなたが遭遇する問題は4つある。1つ目は、質問者自身が何を尋ねたいかわからないまま質問をすること。それでも、話し手は何か答えなければと、ダラダラと話し始める。聴き手からの質問が理解できなければ、「それはどのような意味でしょうか」と逆に質問をしてみよう。

　2つ目は、話し手が質問の意味を誤解してしまうこと。質問を最後まで聴かず早とちりをして答えを考え始める。そうなると質問と答えがちぐはぐになってしまう。聴き手からの質問は最後まで聴くことだ。あるいは、質問を理解したとしても、確信犯的に話し手が自分の答えたい方向に答えを誘導してしまうこと。結果的にうまく切り抜けたと思っているのは話し手だけで、聴き手にはバレバレだ。

　3つ目は、よくある光景だが、話し手と質問をした聴き手だけがやりとりをして、他の参加者をほったらかしてしまうこと。そうなると他の聴き手は暇を持て余して、帰り支度を始める。質問内容は他の聴き手とシェアしてから答える。

4つ目に、話し手が考えをまとめずに答えてしまうこと。まず、頭に浮かんだことから答え始める。自分の話に刺激されて、さらに思いついたことを話す。それが続いていくと、聴き手は「いつ答えてもらえるのか」とイライラし始める。

　これらの問題を回避するためには「質疑応答のステップ」（図）を踏んで答えることだ。

質疑応答のステップ

　質疑応答のステップは、まず、「1．集中して質問を聴く」こと。聴き手としっかりアイ・コンタクトし最後まで質問を聴く。理解不能であれば、逆に質問をすればいい。次に「2．質問を要約して繰り返す」。聴き手の質問を聴いた後、「つまり、ご質問の内容は…ですね」と確認する。そうすれば、ちぐはぐな答えをすることはない。

　聴き手の質問を繰り返ししっかり理解したら、「3．質問を褒める」。たとえくだらない質問だと思っても、「いいご質問ですね」とか、「それは重要なことです」などと、聴き手を持ち上げておこう。そうすれば、あなたは自信満々に思われ、答えの信頼感が増す。

　そして、「4．結論から答える」。質問を褒められた聴き手は、あなたの答えに興味をもって集中して聴こうとする。最後に「5．回答を確認する」。1つの質問に対して、1つの答えが終わったら、「これでよろしいでしょうか」と言って終わったことを確認する。そうでないと、他の聴き手は続けて質問をしていいのかどうかわからない。

　このようなステップを踏んで質疑応答を進めると、あなたは気持ちに余裕がもてて、クリアな頭で適切な答えをすることができる。

教訓！
1. 質問にはひとことで結論から答える
2. 質問の意味がわからないときは逆に質問する
3. 質問にはステップを踏んで答える

31

想定外の質問

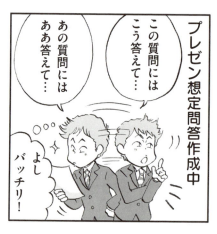
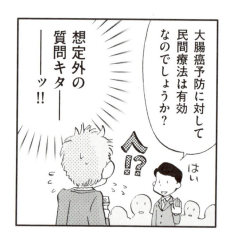
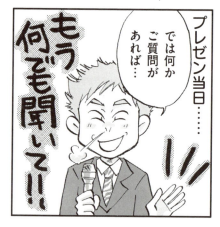
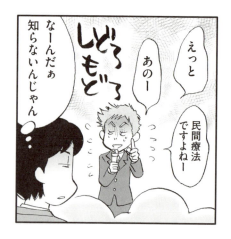

しどろもどろ

　大学の助教であるあなたは、医局の研究報告会で、現在取り組んでいる臨床研究を紹介することになった。時間をかけて話す内容を吟味し、スライドも入念に仕上げた。そして、さまざまな角度から聴き手からの質問を想定し、しっかり答えも用意した。

　当日、あなたは、研究の背景、方法、プライマリーエンドポイント、目標症例数、適格基準などについて自信満々でプレゼンを行った。最後の挨拶を終えたとき、間髪入れずに聴き手の1人が「あのう、大腸癌の予防に…」と質問をし始めた。あなたは、質問を聴きながら血の気が引いていくのを覚えた。想定外の質問だ。

　頭の中の想定問答集をチェックしても、その質問はなく答えもない。あなたはしどろもどろになってしまった。

　その後、何人かの聴き手が手を挙げ質問をしたが、もうあなたはまともに答えることができず、会場は白けた雰囲気になってしまった。

1つの質問でプレゼンが台無し

　聴き手からの質問に自信をもってスラスラ答えることができれば、聴き手はあなたに信頼を寄せる。しかし、「ええっと…、あのう…」などと言いよどんだり、とんちんかんな答えをしたり、答えを誤魔化したりすると、きっと聴き手は「大丈夫だろうか」と不安になる。

　単に的確に質問に答えられなかったという問題ではなく、聴き手にとってみれば、あなたのプレゼン全体の内容まで信頼できなくなる可能性がある。つまり、いくら素晴らしいプレゼンをしても、たった1つの質問に答えられなかったことで、すべてが水の泡になる（図）。

　プレゼンではあなたは聴き手をコントロールし、一方的に筋書き通り、誰からも邪魔されずに、マイペースで話すことができる。しかし、質疑応答は様相が異なる。あなたが「何か質問はありませんか？」と言った途端、聴き手があなたをコントロールすることができる。

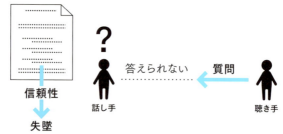

［図］　たった1つの質問が致命傷

　何を質問してもいい。質問をせずに自分の意見を述べてもいい。たとえ意地悪な質問をしても構わない。今度は聴き手があなたをコントロールする。質疑応答では、プレゼンの権力構造が逆転するわけだ。
　ゆめゆめ質疑応答を侮ってはいけない。

質問は想定できるか

　聴き手からの質問は、あなたのプレゼンの生殺与奪権を握っている。あなたが大勢の聴き手の前で心臓発作を起こさないために、聴き手からの質問を想定し、それに答えを準備しておくことは大切だ。
　しかし、あなたは聴き手からのすべての質問を想定することができるだろうか。答えは残念ながらノーだ。例えば、学会などには多種多様な聴き手が集まる。専門も違えば立場もキャリアも異なる。それに考え方も多様だ。
　そんな聴き手からの質問を予想し、ドンピシャの答えをするのは至難の業だ。質疑応答で失敗するのは、質問を想定していないことではなく、質問に冷静に対処できないことが原因だ。質問を聴いた途端、カッと頭に血がのぼる。目の前が真っ暗になる。そして、血の気が引いていく。そして、質疑応答が終わってから、答えを思い出したり、答え方が間違っていることに気づいたりする。多くの話し手はこのことに気づいていない。
　貴重な時間を割いて質問を想定するより、話の中身に精力を注いだほうがいい。きっと、あなたは想定しなくても、気持ちに余裕があれば的確に答えられ

るはずだ。あなたはその道の専門家だから。

余裕をもって対処する技術

　気持ちに余裕をもって聴き手の質問に対処するには、質疑応答の技術をマスターすることだ。多くの話し手は、質問を聴いたらすぐに答えようとする。あるいは、質問が終わる前から答え始めようとする。もっと言うなら、質問に答えながらはぐらかす。さらには質問者と感情的に対立する。何の工夫もなく何の技もなく、質問に突撃していこうとする。質疑応答で玉砕してしまっても不思議はない。

　質疑応答の技術の1つに、質問の種類を見極める方法がある。質問は1種類と思っていると大きな失敗をする。質問にはさまざまな種類（参考p.126）があり、種類によって答え方が異なる。

　それに質問に答えるステップ（参考p.130）をマスターすることも重要だ。いきなり質問に答えようとせず、きちんと手順を踏んで答えよう。そうすれば、余裕をもって対処できる。話し手が質疑応答で立ち往生する原因の多くは、ステップを踏んで対処しないからだ。

　さらには、答えられない質問に対応する技術、あるいは、答えてはいけない質問に対処する技術もある。プレゼンだけでなく会議や折衝などでの丁々発止の議論でも有効な技術だ。この本を最後まで読めば、これらの技術を身につけることができる。

　質疑応答の技術をマスターすれば、あなたはチマチマ想定問答集を作らなくても、聴き手からの質問をバッサバッサと斬り倒していける。

教訓！
1. 聴き手の質問には大きなリスクが潜んでいる
2. 冷静に対処すれば的確に答えられる
3. 質疑応答の技術をマスターしよう

32 ケンカ腰の質疑応答

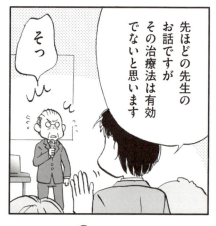
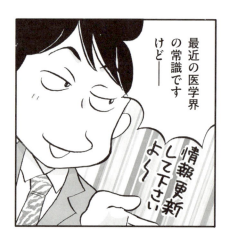
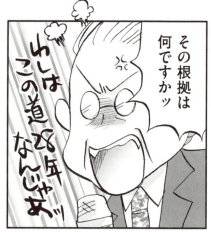
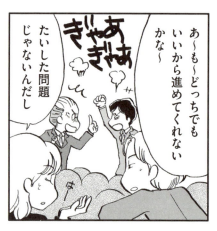

反論にカッとなる

　あなたは、長年にわたって高血圧症の臨床と研究の分野で力を注いできた。その経験と見識を買われて、学会で高血圧の合併症について講演することになった。プレゼンでは、高血圧の定義や症状、原因と予防、診断や治療方法、さらには肥満、脂質異常症、糖尿病との合併などについて、網羅的に説明をした。
　一通り話を終えると、聴き手の1人が手を挙げて、「先ほどの治療法は有効ではないと思いますが、どのようにお考えになりますか」と、いきなり反論してきた。あなたは一瞬言葉に詰まった。そして、次の瞬間カッと頭に血が上った。あなたは質問に対して感情的に反論したところ、聴き手もそれに負けじと声を荒げてさらなる反論の刃を向けてきた。
　その様子を傍観していた聴き手は、一挙に白けて帰り支度を始めた。

聴き手の意見に対応する

　あなたが、質問の種類の項（参考p.124）で学んだように、聴き手は自分の意見を質問という形で表明することがある。きっと、あなたにとってチャレンジングな質問だろう。意見を言いたい質問の特徴は、質問ではないから聴き手が尋ねたいことが理解できない。「ご質問の主旨がよくわからないのですが…」と逆に質問したくなる。
　何かを尋ねたいわけではないから、答えようとしゃかりきになる必要はない。質疑応答のステップに基づいて、相手の発言内容を繰り返し、「…というご意見でしょうか？」と要約して返せばいい。
　そして、「非常にいいご意見だと思います」とか、「貴重なご意見をありがとうございます」などと、聴き手の発言を褒めて軽く受け流そう。聴き手は自分の意見に賛同してくれなくても、あなたが意見を取り上げ褒めてくれれば満足だ。
　もし、聴き手の意見が正しいかどうか微妙な場合は、「そのような説もあるかもしれませんが、ここでは…」などと対応する。たとえ明らかに間違っている意見であっても、「それは間違っています」とストレートに言ってはいけない。

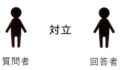

1. 質疑応答のステップを踏む
2. 質問者を敵に回さない
3. ことさら誠意をもって対応する

↓

他の聴き手を味方にする

［図］　感情的な質問に対応する

「なるほど、おもしろいご意見ですが、前提条件をお考えになってはいかがでしょう」と、いったん理解を示し、暗に間違っていることを示すことだ。大人の対応をしよう（）。

聴き手を敵に回さない

　反論に対する基本的な考え方は、「聴き手を敵に回さない」こと。どんな状況においても、質問をした聴き手と対立し攻撃的にやりとりすると、他の聴き手もあなたの敵になる。そして、あなたが議論に勝ったとしても、心情的には負けてしまう。

　たとえ、聴き手があなたの意見に反論をしてきたとしても、質疑応答のステップ（参考p.130）を忘れてはいけない。まず、聴き手の質問を集中して聴くことだ。質問をされているときに、書類を繰ってみたり、パソコンを操作したり、ホワイトボードを消してみたりしてはいけない。それは、あなたが聴き手の質問をないがしろにしていることを示しているからだ。

　いやいや、質問はしっかり聴いていると言っても、あなたの非言語が聴いていないことを表している。真剣に集中して聴き手の質問を聴こう。質問が始まったら手を止めて、聴き手に近づいてしっかり目線を合わせる。うなずいたり興味を示して、質問の内容を理解していることを示そう。そうすることによって、質問をしている聴き手はあなたに好感をもつ。理解を示してくれる相手に敵愾心をもつ人はいない。

誠意をもって答える

　たとえ聴き手が感情的に対応してきても、ステップ通りに進めよう。集中して質問を聴き、質問の内容を褒めると、あなたは冷静になれる。たとえカッとなったとしても、人を理解し褒める行為を自らに課すと、一段高いところから状況をコントロールすることができる。

　一番厄介な質問は、話し手を陥れようと意地悪な態度で攻めてくる聴き手の質問だ。何をどう答えても、突っかかってくる。「何事にも例外がある」とか、「それは一般化できない」とか、「それではデータが少ない」などと、重箱の隅をつついてくる。聴き手の目的は質問をして理解を深めようとすることではないから、どのように対応しても態度は変わらない。もし、あなたがそんな質問に出くわしたら、日が悪いとあきらめることだ。

　しかし方法はある。どんなに突っかかってこられても、誠意をもって質問に答えることだ。ことさら丁寧に対応する。「おっしゃる通りかもしれません…」とか、「鋭いご質問ですね…」とか、「新しい学説かもしれません」などと言いながらも白旗は振らない。

　ここまで意地悪な対応をされると、質問をした聴き手をターゲットとしない戦略に切り換え、他の聴き手を味方に引き込むことに注力することだ。他の聴き手は、きっと質問者に「そこまで意地悪しなくても…」と、今度はあなたの味方になる。

　質疑応答で聴き手が感情的に質問をしてきたら、まず、あなたは一段上から大人の対応を心がけることだ。

教訓！

1. 意見を言いたい質問
    → 「貴重なご意見をありがとうございます」とさらりとかわす
2. 反論をする質問
    → 「どのようなことでしょうか？」と逆質問する
3. 感情的な質問
    → 「いいご質問ですね」と褒める

33

墓穴を掘る

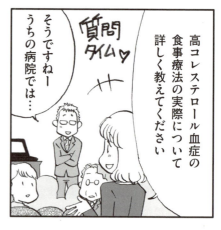
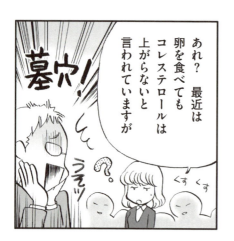
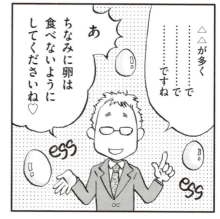
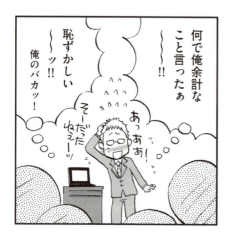

言わなきゃよかった…

あなたは医師会が主催するセミナーに招かれ、生活習慣病について講演を行うことになった。会場には多くの一般の人が集まり、関心の強さを示していた。あなたは、肥満症が引き起こす糖尿病や脂質異常症、脂肪肝などについて紹介し、その予防や治療法について説明した。

聴き手は身近な問題として、真剣な目つきで耳を傾けて聴いていた。質疑応答の時間では多くの人が手を挙げ、具体的な予防法などについて質問をした。先ほどまで真剣な眼差しで聴いていた聴き手のひとりが、肥満の予防について質問をした。あなたは、コレステロールの問題を取り上げ、食事療法について微に入り細に入り説明をした。

あなたは何を思ったか、最後にコレステロール値を上げないために、「あっ、そうそう卵は食べないように」と口を滑らせた。その途端、聴き手は「最近、卵はコレステロールは上がらないと言われていますが…」と不安げに言った。あなたは、その瞬間、大いなる後悔にさいなまれた。言わなきゃよかった…と。

親切心が仇になる

あなたは好意的な聴き手に対して、親切に答えてあげようと思う。あれも言おう、これも言っておいてあげよう、きっと役に立つだろうと。それが医師の使命だとも思う。しかし、度が過ぎると、あなたは言わなくてもいいことまで言って、後で「しまった！」と後悔することになる。いわゆる墓穴を掘るというやつだ。

親切心で余計なことまで答えるのはまだいいほうで、自分は「こんなことまで知っているぞ」とばかり、ペラペラと喋る話し手がいる。これはやめたほうがいい。動機が不純なだけに聴き手からみれば、単に自分の知識をひけらかしているだけだと思われる。これでは、あなたの値打ちが下がってしまうというものだ（図）。

プレゼンというものは多くをしゃべればいいというものではない。聴き手の聴きたいことに、ズバリ答えることが大切だ。そして、あなたの話のなかに心

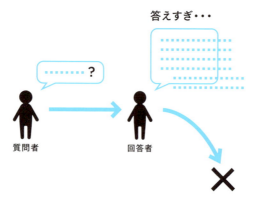

［図］　問われたことにだけ答える

の琴線に触れる珠玉の言葉があれば、聴き手は大いに感心し納得する。

　それは質疑応答でも同じことだ。内容をシンプルに組み立て、コンパクトに答えることだ。ところが、そこで止めればいいものを、多くの話し手は調子に乗ってつい口を滑らせてしまう。

問われたことにだけに答える

　聴き手からの質問に答える原則は、「問われたことだけに答える」こと。例えば、「イエス」か「ノー」で答える質問に対しては、端的に「はい、その通りです」とか、「いいえ、それは違います」と結論を述べる。

　それを、答えの背景や前提からグダグダ答え始めると、あなたはそのうちに墓穴を掘ってしまう。「イエス」か「ノー」で答えて、聴き手の表情を観察してみよう。それで、聴き手が満足しているなら答えを打ち切って、「ほかにご質問は？」と次へ進む。そうすれば、あなたの質疑応答はトントンと小気味よく先へと進んでいく。

　もし、聴き手が「その理由は何でしょうか？」と重ねて質問するなら、「その理由はですね…」と答える。もし、聴き手が不満そうな表情をしているなら、「具体的にはですね…」と関連事項に言及する。

　あなたが質疑応答で信頼を得たいと考えるなら、ひとつの質問に対してネチ

ネチ時間をとってこねくり回さないことだ。質問はあくまでも個別の疑問に答えるものだから、スパッと答えて次へ進める。

答える範囲を制限する

　聴き手が「なぜでしょうか？」とか、「具体的には…？」とか、「どのように…」など、"5W1H"で始まる質問をしてきたら、答える範囲を制限することだ。例えば、「どのような予防方法がありますか？」という質問に対しては、「食事に関する予防法をお答えすることでよろしいでしょうか」などと投げ返してみよう。そうすれば、話を広げなくて済む。

　あるいは、「予防法は大きく分類すると3つあります」と答えの全体像を示して、「1つ目に食事、2つめに運動、3つ目に生活習慣」などとナンバリングする。そして、「1つ目の食事ですが…」と答えていく。そうすれば、あなたは無駄口を叩かなくて済む。

　それに、「その答えは3つあります」と言えば、聴き手はその3つの答えに興味津々だ。1つずつ答えていけばいい。最初に3つあると答えると、3つ目を忘れる可能性があるのではと疑問に思うかもしれない。しかし、心配は要らない。3つめを忘れたら「3つ目は何だと思いますか？」と聴き手に投げかければいい。そうすると「太りすぎでしょうか…」と答えが返ってくる。そこで、あなたは「そうですね。生活習慣病ですね」と答える。

　質問を受けてそれに答えるだけでなく、聴き手に「それはなぜだと思いますか」と投げかけ、聴き手も参加させると聴き手の満足度は高まる。

　汎用的なやり方として、聴き手の質問を引用して答える方法がある。聴き手の「コレステロールを下げる方法を教えてください」という質問に対して、質問をそのまま「コレステロールを下げる方法、それはですね…」と引用して答える。そうすれば、あなたは質問に正しく答えることができる。

教訓！
1. 短くズバリ答えよう
2. 問われたことだけに答えよう
3. 答える範囲を制限しよう

34
答えられない質問に答える方法

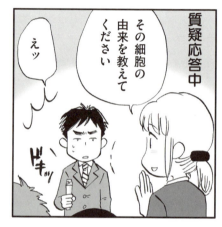

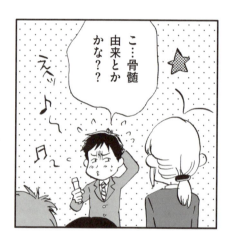

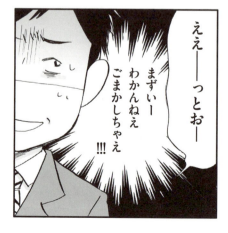

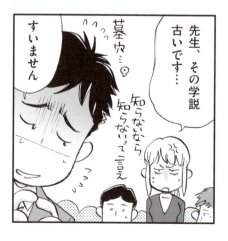

悪魔が囁く

あなたは、シンポジウムで演者として「再生医療の課題と今後の展望」についてプレゼンすることになった。再生医療は非常に注目されている分野で、錚々たる聴き手が集まった。

今回のテーマである脊髄損傷の治療について、神経幹細胞あるいは骨髄間質細胞による再生研究、また、臨床試験のプロトコールや患者登録などについて広く話をした。あなたは得意分野だけに自信をもって説明し、聴き手も真剣に聴いていた。

一通り説明が終わり、司会者が聴き手に向かって「何か、ご質問はありますか?」と投げかけたところ、聴き手のひとりが細胞の由来について尋ねてきた。一瞬、あなたは頭のなかが真っ白になった。「わからない、どうしよう…」と思い、焦れば焦るほど、答えが見つからない。

あなたのなかの悪魔が「ごまかしちゃえ」と囁く。同時に、「いや、わかりません」と正直に答えたほうがいいと天使が囁く。最終的に、あなたは悪魔の囁きに魂を売り渡し、テキトーに答えてしまった。

社会的ダメージ

あなたが悪魔の囁きに従ってしまったのは、「わかりません」と言う勇気がなかったからだろう(図)。これまで自信満々でプレゼンしてきた話し手が、ひとつの質問に答えられない。そうなると、権威も何もあったものではない。恥ずかしくて聴き手に合わせる顔がなくなってしまう。そう思うと、どうしても何とかうまく切り抜けたいと思う。

しかし、多くの専門家が集まる場合、たとえごまかせたと思っても、聴き手はお見通しだ。どんな場面でもプレゼンでは、ごまかしが利かないと思っていたほうがいい。知らないのに知ったかぶりをして答えると、きっと後悔する。

ここで2つのことを考えてみよう。答えを知らないあなたと、間違った答えをしたあなた、どちらが信頼をなくしてしまうだろうか。少なくとも、間違った答えをした場合のほうが後の影響が大きい。あなたの間違った答えを信用し

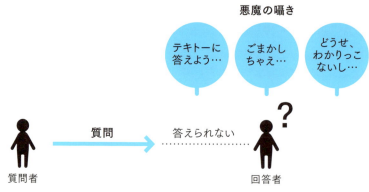

[図] わかりませんと言う勇気

た聴き手は、ひょっとすると、その間違いを拡散してしまうかもしれないし、間違った治療を施してしまうかもしれない。知らない場合は、局地的にあなたの信頼を損ねるかもしれないが、社会的なダメージにはならない。

質問の種類を見極める

　あなたが質問を聴いて答えられないとき、質疑応答のステップ（参考p.130）を踏んで時間を稼ぎながら、じっくり考えることだ。質問には、あなたの専門に関わる内容か、専門外の内容か。あるいは事実を尋ねているのか、あなたの意見を求めているのか。この4種類がある。まず、質問の種類を見極めることだ。
　もちろん、あなたの専門に関わる質問であれば、あなたは答えなければならない立場にある。そんな質問には、「申し訳ありませんが、答えを持ち合わせていません。後ほど…」と勇気を振り絞って答えることだ。
　しかし、質問が専門外のことであれば、あなたは答えるべき立場にはない。「そのご質問は私の専門ではありませんので、しかるべき専門家にお尋ねになられたらいかがですか」と言えばいい。質問にはすべてに答えなければならないことはない。いや、安易に答えてはいけない質問もある。自分は専門家ではないから答えられないという答えは、あなたが本当の専門家であることを知らしめることになる。

もし、事実、知識、情報を尋ねる質問であれば、いくつかの対応方法がある。例えば、「そのデータは手元に持ち合わせていませんので、後ほどお答えします」とか、「事実関係が明らかではありませんので、後ほど…」とか、「それに関する情報は失念してしまいましたので、後ほど…」などと答える。重要なことは「後ほど…」としっかりフォローすることだ。

もし、聴き手があなたの意見を尋ねる質問であれば、「その件に関しては、明確な意見を持ち合わせていませんので…」とか、「諸説がありますので、一概に断定的なことは申し上げられませんが、後ほど…」などと答える。

伝家の宝刀

いくらあなたが何らかの方法で切り抜けても、聴き手にとって有用な答えを与えていないことになる。そこで、伝家の宝刀を抜こう。

聴き手から質問に対して、「逆に、あなたはどのようにお考えですか？」などと、質問者本人の意見を尋ねる。多くの聴き手は自分も意見をもって質問をするから、待ってましたとばかり意見を述べてくれるかもしれない。

あるいは、質問を受け、その質問を「今、…に関する質問をいただきましたが、皆さんのなかでご意見があればお願いします」などと、他の聴き手に答えを求める方法もある。聴き手からいくつかの答えを引き出し、それらをまとめて、「…という答えでよろしいでしょうか」と答える。

この方法にはいくつかのメリットがある。話し手だけの意見ではなく、多くの意見を集めることができ、聴き手にとっては多面的に質問を考えることができる。それに聴き手をプレゼンに参加させることができ、会場は盛り上がるはずだ。さらに、あなた自身も窮地から脱することができる。これで八方丸く収まる。

教訓！
1. 「わかりません」と言う勇気をもつ
2. 専門外の質問には答えてはいけない
3. 聴き手を参加させる

35 対話型講義のDoとDon't

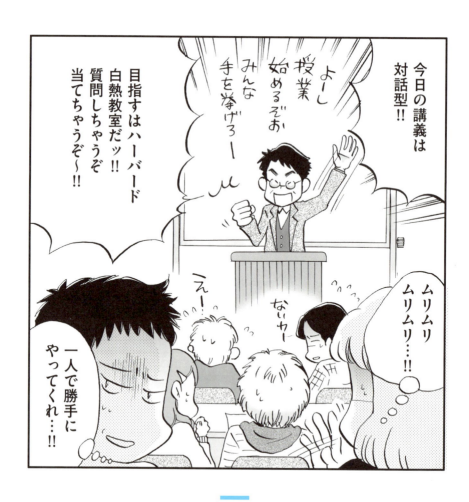

日本の学生には合わない？

　あなたは、ハーバード大学のサンデル教授の対話型講義が人気があると聞き、自分も「慢性腎不全」の講義を対話型でやってみようと思った。

　テレビの番組をみると、サンデル教授は学生にどんどん質問している。そして、学生が質問に答え、大いに教室は盛り上がっていた。そこで、あなたは、たくさんの質問を投げかければ講義が白熱するだろうと考え、それを自分の教室で実施してみた。しかし、今ひとつ盛り上がらない。あなたは「サンデル教授の講義方法は、日本の学生には合わないな」と思った。

　なぜあなたの講義は白熱しなかったのだろうか。本当に対話型講義は日本の学生に合わないのだろうか。

聴き手のために質問する

　プレゼンが始まった途端、あなたは聴き手に質問をした。「…についてご存知の方、挙手していただけますか？」と。そうすると、何人かの聴き手が挙手をした。それを見てあなたは「はい、ありがとうございました。それでは、本題に入りますが…」と話し始めた。本題と関係ない質問に手を上げさせられた聴き手は、「今のは何だったんだ？」と意味不明の状態におかれてしまった。

　ひょっとすると、あなたは質問を投げかけ、聴き手の知識がどのぐらいあるか知りたかったのかもしれない。あるいは、それによって話の内容を変えようと思ったのかもしれない。しかし、それは自分のために聴き手に答えさせたに過ぎない。

　本来、話し手が聴き手に質問をすることは、聴き手のためでなければならない。例えば、質問をすることによって聴き手が問題意識をもつ、テーマの意味を考える、理由を考える、原因を見つけようとする、多面的に思考するなど。聴き手が考え、興味をもち、より深く理解をする手助けをする。そんな質問だと大いに意味がある（図）。

　あなたが単に興味本位で質問をするのであれば、それは止めたほうがいい。プレゼンで質問をするのは、質問をする意味がなければならない。例えば、ひ

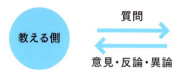

[図]　対話型講義の目的

DO's	DONT's
● 意見を求める質問	● 知識を問う質問
● 理由を考えさせる質問	● 意見を正誤で評価する
● 原因を見つけさせる質問	
● 方法を考えさせる質問	
● 全員に投げかける	● 指名して質問する

[表]　対話型講義のDO'sとDONT's

とつの出来事を一方的に伝えるのではなく、聴き手がその裏にある背景や原因を知ることが重要であれば、「なぜ、そのような出来事が起こったのでしょうか？」と質問し考えさせる。

対話型講義のメリット

　従来の講義は「知識付与型」であり短時間で多量の知識を伝達するには有効な方法だ。しかし、学生は教室で口を開けて親鳥が餌を放り込んでくれるのを待っているだけ。それでは自ら問題を発見し解決策を考える医師は育たない。
　一方、対話型講義は「思考力養成型」で創造力、問題解決力、意思決定力を養うのに非常に優れている。あなたが質問をすることによって、問題を提起し、学生が意見を述べ、他の学生が反論する。つまり、相互に反論、異論を唱えることで思考に深みが出て創造力が養われるわけだ。さらに、与えられた問題に対し論理的に考え、反論に対し多面的に考える。これらの力を養成することによって、正解のない問題、教えられない問題に対して問題解決力がつく。また、学生は自ら考え、発言を求められるので、意思決定力も養成される。
　もし、あなたがプレゼンで聴き手に質問をしたければ、次のことに注意をしよう。考えさせることが目的だから、知識を問う質問をしてはいけない。「…について知っていますか？」という質問の答えは、「知っている」か「知らない

か」しかない。知っていればいいが、知らなければ聴き手は恥ずかしい思いをするかもしれない。考えさせるためには、「なぜでしょうか？」とか、「どうすればいいでしょうか？」とか、「何が原因でしょうか？」などの聴き手の意見を求める質問を投げかけることだ（表）。

対話型講義の方法

　サンデル教授を例にあげて対話型講義の方法を考えてみよう。教授は1つの命題に対して原理原則を自ら学生に考えさせることを意図し、まずシンプルなエピソードを紹介する。エピソードには2項対立軸を埋め込み2つの論点を用意する。そして、それらについて質問を投げかける。

　講義で「Aか」「Bか」の対立軸を示し質問を投げかける。そうすると、ある学生が「Aです」と答える。それを「そうですか」と流さない。学生に「なぜそう思うのか」と根拠、理由、原因などを求める。つまり、自分の意見を論理的に説明させる。さらに、他の学生に「この意見に反対の考えはないか？」と反論を求める。

　反論を求めるのには理由がある。それは、思考を深め多面的に考えさせるためだ。さらに、対立することによって産み出される創造的な意見を導き出す。単に、一方的に教える講義であれば、学生は疑問ももたずに受け入れる。しかし、このように対立軸で物事を考え議論すると、学生の思考が深まっていき複線的にものを見ることができる。

　このようなプロセスを踏んで論理的な議論が深まば、たとえ誤った考え方をもっていても、自らそれに気付き修正する。そして、学生は教授の問いかけのなかに原理原則が隠されていることに気付く。対話型講義においては、学生が自ら考えることを通して原理原則を導くことができれば大成功だ。

> **教訓！**
> 1. 聴き手のために質問をする
> 2. 議論を誘発する質問をする
> 3. 議論を通して創造的な意見を導き出す

36

患者さんの合意を得るために

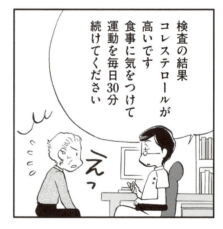

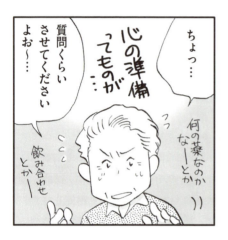

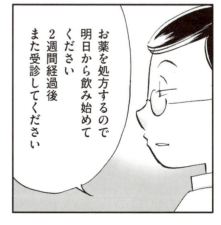

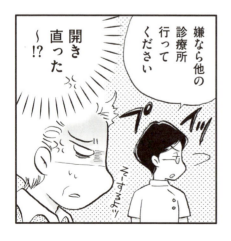

一方的に伝える

　あなたは患者さんの血中コレステロール値がかなり高いため、食事指導や運動療法が必要と考えた。さらに虚血性心疾患ももっているためコレステロール降下薬を同時に始めてもよいと判断した。

　あなたは、患者さんに検査の結果やコレステロールの値、日常の心構え、薬の処方、再診の時期まで説明をした。伝えなければならない事が多かったせいか、ちょっと早口で説明してしまった。

　説明が終わった後、患者さんは「ちょっと待ってください。よくわかりませんでした。薬ってなんの薬ですか？」と質問してきた。あなたはちょっとイラッとしながら、「先ほど説明したとおり…」と言いながら、ちょっと不機嫌そうに繰り返した。

　患者さんは怒ってしまい、すっかりこじれてしまった。

いつでも質問を受ける

　一方的にプレゼンすれば聴き手は意見を言えない、反論もできない。そういう状態で、あなたの説明を十分に理解することはできない。ましてや、患者さんはあなたの指示通りに動いてくれることは不可能だ。

　プレゼンで聴き手の理解を得ることは必要だが十分ではない。理解した上で、行動を起こしてくれなければ成功したとは言えない。プレゼンの最終目的は、聴き手が話し手の意図した行動をとってくれることである。

　あなたは、一方的に話をせずに、双方向でプレゼンを進めることだ（図）。説明を始める前に、「わからないことがあれば、途中でも構いませんから質問をしてください」と伝えておくといい。プレゼンではいつでも質問を受け付けるのが正しい作法だ。

　よくある話だが、聴き手が「あのう、お尋ねしたいのですが…」と質問をしてきたら、多くの話し手は「質問ですか？　プレゼンの最後に質問をしてください」と言う。果たして、この話し手は聴き手の立場に立っているだろうか。途中でわからない事があり、疑問を解消したいと聴き手は思っている。それを

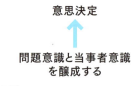
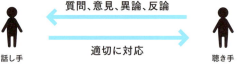

[図] 双方向のプレゼンテーション

「話は最後まで聴け！」とばかり最後に追いやってしまう。

そうなると、聴き手は疑問を抱えたまま、最後まであなたの話を聴かなければならない。ひょっとすると聴き手は聴くことを放棄して出ていってしまうかもしれない。聴き手に優しいプレゼンをしよう。

聴き手に考えさせる

口出しできないプレゼンに合意せよというのは無理な話だ。聴き手に参加してもらおう。例えば、「コレステロールが高いのは摂取カロリーが多いのが原因の1つになりますが、日頃の食事はどうですか？」と。そうすれば聴き手である患者さんは、医師の投げかけに反応し考え始める。

もし、「あなたが日頃からカロリーの高い食事を摂っているとコレステロールの値が高くなります」と一方的に言うと、きっと、何も考えずに聞き流してしまうか、「いや、そんなことはありません」と反発するかもしれない。

プレゼンに患者さんを参加させると、「そういえば間食が多いかなと思っています」と答えてくる。それでも、「間食を止めるには…しましょう」と一方的に答えを示さないほうがいい。問いかけることだ。「では、どうすれば間食を止められると思いますか」と尋ねてみる。

人にはそれぞれの考え方があるので、画一的な方法論を押しつけてはいけない。患者さんの答えにアドバイスをするだけに留めることだ。もし、決定的に誤った答えの場合は、患者さんの立場に立って丁寧に説明することだ。

自ら決定し実行する

　仮に一方的に話をして患者さんがしぶしぶ指示に従ったとしよう。しかし、後日、「実は薬を飲んでいません」とか、「やはり薬はやめたいです」などと覆してくるかもしれない。

　この場合も一方的にプレゼンしてはいけない。しっかり理由を聞き出すことが必要だ。例えば、「飲み続けない理由はなんでしょうか？」とか、「どうして薬を止めたいのですか？」などと。患者さんが薬を飲まないことに対して、「心臓の病気を悪くさせないためにお薬は続けてください」と一方的に指示をしないほうがいい。

　もちろん、あなたは医学的に正しいことを説明している。しかし、それを受け入れ実行するかは別の問題だ。人が行動を起こし、それを継続するためには「自ら決め実行すること」が重要だ。患者さんは薬を飲まない理由として「飲むのを忘れる」、「飲みにくい」、「薬に頼りたくない」などと言うかもしれない。そうすれば、あなたは別のアドバイスをすることができる。

　理由がわかれば、「薬を飲むのを忘れますよね。何か忘れない方法は考えられませんか」と突っ込んでみよう。そうすれば、「そうですね、ウチの嫁はきっちりした性格だから、嫁に薬の管理をしてもらおうかな」などと、解決策を言ってくるかもしれない。

　あなたはお嫁さんに薬を管理してもらう案を提案することはできないし、ましてや指示をすることはできない。人にはそれぞれの状況があるわけだから、本人が最終決定するしかない。

　双方向のプレゼンで「合意すること」と「決定すること」をアシストしアドバイスするのがあなたの役目だ。

教訓！
1. 「質問－回答」を通して聴き手の合意を得る
2. 自ら考え合意させる
3. 自ら決定させる

37

話し手から仕掛ける質疑応答

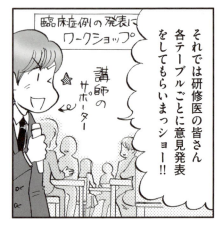

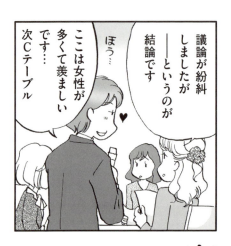

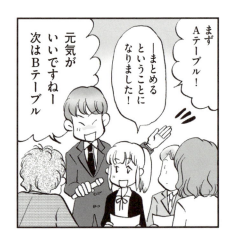

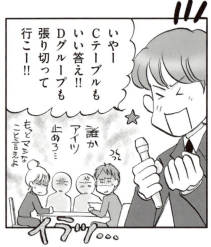

顰蹙を買う

　あなたは研修医対象セミナーの講師サポーターとして会に参加した。参加者をいくつかのグループに分けて、テーマを与え議論させ、結論を導き出させる。そして、それぞれのグループは活発に議論を行った。結論が出てきたころを見計らって各グループから結論を発表させるのだが、そのファシリテートがあなたの役目だ。

　あなたは発表を聴いて、その場を盛り上げるために、「元気がいいチームですね」とか、「頑張ったチームです」などとコメントした。しかし、グループが議論をして発表した結論に対しては、何の反応も示さなかった。

　学生は発表した結論がどうだったか知りたいと思っていたが、あなたはそれには触れず笑いをとることに一所懸命になって、最終的には顰蹙を買ってしまった。

質問の目的と効果

　これは双方向のプレゼンでよく起こりうる問題だ。例えば、あなたが聴き手に質問を投げかけるとしよう。そして、聴き手が答える。あなたはその答えに何の反応も示さず、「それでは次に…」と話を先に進める。

　きっと、聴き手は答えた内容について、話し手の評価を聴きたいと思っているはずだ。もし、返ってきた答えを無視したら、聴き手は「今の質問は何だったんだ！」と不愉快になる。もう二度と手を上げて質問に答えようとはしない。

　あなたが聴き手に質問をするのは、何か目的があったからだろう。何か効果を期待したからだろう。そうであれば、聴き手の答えに反応することができたはずだ。無目的で何の効果も期待せず質問をするのであれば、それは単に集団で雑談しているに過ぎない。

　思いつきで質問をするのではなく、聴き手に質問を投げかける前に、シナリオのどの部分で質問するか、どんな質問の目的や効果を期待するか、どのような形式で質問するか、期待する答えと違っていたらどうするかなど、慎重に考えることだ。

```
1. 効果の予測
    ↓
2. 質問形式の選択
    ↓
3. 対象の決定
    ↓
4. 質問の実施
    ↓
5. 回答への対応
```

[図]　質問のステップ

　しっかり準備すると、質問の答えに対してきちんと反応しコメントをすることができる。考えさせることが目的であれば、「よく考え抜かれた答えですね」とか、興味を持たせる目的であれば、「そうですね、非常に興味のある点ですね」とか、確認することが目的であれば、「よく覚えていましたね。重要な点です」などと反応する。

質問のステップ

　単に思いつきで質問をするのではなく、きっちりステップを踏んでいこう(図)。まず、質問をする効果を予測しよう。例えば、考えさせる、理解を確認する、念押しをする、記憶に留めさせる、問題を共有する、問題意識を醸成するなど。
　次に、効果的に質問をするために、どのような形式の質問が最適か検討する。ここでは次の2つの形式を選ぶ。聴き手に考えさせる場合は「オープンクエスチョン」。なぜ、どこで、どのようになど「5W1H」で始まる質問だ。つまり、考えないと答えられない質問。聴き手に複数の選択肢を与える場合は「クローズドクエスチョン」。イエス、ノー、複数の回答から選択する質問など。
　ただ、クローズドクエスチョンは聴き手が考える余地が少ないし、当てずっぽうで答えることもできる。聴き手が答えたら、「なぜ、そのように考えますか?」と考えさせることが必要だ。

誰に質問するか

　次に、誰に質問を投げかけるか考える。右の端から当てたり、名簿の順に当

てたりするのはやめたほうがいい。順番に指名すると、当たらないとわかった聴き手は途端に考えることをやめてしまう。

　よくある失敗は、答える人を指名してから質問を投げかけるやり方。聴き手を指名する前に、「この問題の原因は何でしょうか？」と、全体に質問を投げかけ、しばらく時間をおく。聴き手に考える時間を与える。そして、聴き手に自主的な発言を求める。

　もし聴き手からすぐに答えが返ってこなかったら、質問の内容を噛み砕いて解説する。あるいは、「例えば…」などと例を示して誘導する手もある。ただ、恥ずかしいとか、何も自分が答えなくてもなど、躊躇している人が多いから、「目線が合いましたね」と言って、特定の聴き手を指名する方法もある。

ポジティブに対応する

　聴き手側の答えに無反応ではいけない。あるいは「それは間違いです」などと否定してはいけない。聴き手が答え始めたら、近づいて目線を合わせ集中して聴く。聴いた内容を、「つまり…ですね」と答えを要約して、答えを受け止めたことを示す。

　そして、その答えを褒める。「そうです。その通りです」とか、「大切なことを答えていただきました」などと。そうすると、聴き手は答えて良かったと思うし、また答えようと思う。

　もし、答えが明らかに誤りだったりする場合でもポジティブに対応することだ。衆人環視の前で恥を掻かせてはいけない。「そのような考え方もあると思います」とか、「ユニークな考え方ですね」などと。

> **教訓！**
> 1. 質問の目的と効果を予測する
> 2. 全員答えるチャンスを与える
> 3. ポジティブに対応する

VII

応用編

38

期待に反した結果のプレゼン

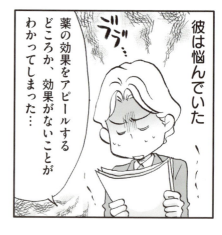
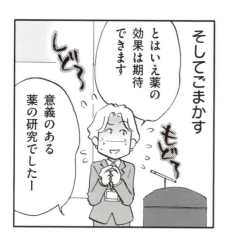
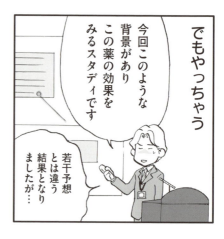
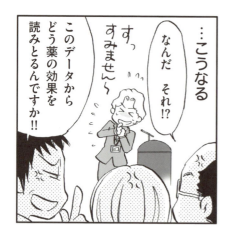

立ち往生のプレゼン

　あなたは、多くの時間と労力を費やして行ってきた実験や研究で、期待通りの結果が得られなかった。つまり、薬の効果がないことが判明したわけだ。しかし、結論が出せないままに講演を行わなければならない。

　きっと聴き手は今回の研究成果に大いなる期待を寄せている。「成果は出ませんでした」と言うわけにはいかない。だからと言って、データを捏造することも、結論を捻じ曲げてプレゼンするわけにもいかない。

　あなたは悩みに悩んだが、時間切れで演台の前に立った。落としどころも決められずに話し始め、最後は苦し紛れで意義のある研究だったと述べた。

　しかし、聴き手は納得せず研究データについて攻撃的な質問をしてきた。何とか答えようとしたが、最後は立ち往生してしまった。

失敗を素直に認める勇気

　研究では、思い通りの結果が得られないことのほうが多いだろう。これは、negative data のケースだ。例えば、薬の作用機序から考えれば、当然得られるはずの結果が、臨床試験では食い違ってくることもある。

　その際、プレゼンにどう臨むかで、あなたの研究者生活は大きく変わってくる。ストレートに結論を述べずに、ごまかしたいと思う気持ちは誰にでもある。しかし、そんな邪心に従うと、聴き手からの信頼を完全に失う。一度失った信頼の回復は困難だ。堂々と正しい結論を述べる態度が何よりも大切。この前提に立って、どのように対処すべきか考えてみよう。

　あなたはどこかで失敗し、聴き手が期待している研究成果を示すことはできない。こうなると研究に対する評価を得ることはできない。これを素直に認めることだ。ひとつの問題が大きな問題に発展し、取り返しがつかなくなるケースがある。それはビジネスの世界でも政治の世界でも多く見聞きする。例えば、失敗を認めずに、データを捏造する、嘘をつく、ごまかす、自分は正しい、やっていないなどと強弁を貫こうとする。

　しかし、結果的に問題はより深刻になり、最終的にその地位を追われること

[図] 失敗から学ぶプレゼンのシナリオ

になる。ボヤのうちにきっぱり決断し火消しをすれば、大きな火事にならないのと同じことだ。失敗を素直に認める勇気と将来のリスクを考える冷静な判断があれば、あなたのプレゼンはうまくいく。

聴き手に価値あるプレゼン

　negative dataだからと言って悲観する必要もなければ、無理にごまかす必要はない。まず、あなたは次の2つの側面で捉えて考えることだ。1つ目の側面は「研究の内容」、2つ目の側面は「プレゼンの内容」。

　研究の内容については、結果が得られなかったことをプレゼンの冒頭で結論としてストレートに述べることだ。あなたは、成果を期待していた聴き手を少しばかり失望させることになるだろう。しかし、真摯な態度で率直に結論を述べることにより、より一層の人間的な信頼を得ることができる。

　もう1つはプレゼンの側面。聴き手は研究成果に期待していると同時に、あなたのプレゼンそのものにも期待しているはずだ。わかりやすくてためになり、先に夢や希望がもてるプレゼンであれば、聴き手の評価は高い。

　プレゼンの入り口である結論で、聴き手を少しばかりがっかりさせたとしても、プレゼンの内容が聴き手に価値あるものであれば、プレゼンを終えたときあなたの評価は上がるはずだ。

失敗に学ぶプレゼン

　聴き手に価値あるプレゼンとはどのようなものだろうか。成功事例を説明し、聴き手にポジティブな情報を提供するものもある。しかし、得てして聴き手は失敗事例から多くを学ぶことがある。

　失敗事例から学ぶプレゼンは、大前提として失敗を素直に認め、それを全面的に受け入れることが重要だ。言い訳をしたり、他に失敗の原因を押し付けたりしてはいけない。もし、プレゼンでそんな素振りが見え隠れするなら、あなたの評価は地に堕ちてしまうだろう。

　次に、失敗を失敗として終えてしまうのではなく、成功のための1つのステップであることを述べる。あるいは、成功は多くの失敗の上に成り立っているという考えをもつことだ。この考え方に基づいてプレゼンのシナリオを組み立てる。このほうがプレゼンは建設的になる。

　さらに、聴き手から意見を求めてみよう。例えば、「この結果は何が原因だと思いますか」とか、「成功させるためには何が必要でしょうか」などと投げかけ、聴き手をプレゼンに巻き込んでいく。このように双方向のプレゼンを行うことによって、あなたの評価は結論の内容以上に高まっていく。ただし、あなたは常に真摯な態度で聴き手に接しなければならない。

　失敗を認め、失敗の原因を示し、そして、今後の課題を示す。そうすることによって、聴き手は将来へと期待をつないでいく。プレゼンのコンクルージョンで、研究の過程で苦労したエピソードを語り、将来に向けての決意を述べる。そして、最後に、「みなさんもこの私の失敗から多くを学んでいただき、そして、大きな成功を手にしていただければ幸いです」とメッセージを伝えれば、きっと、あなたのプレゼンは拍手喝采を受ける。

教訓！
1. 素直に失敗を認める勇気をもとう
2. 聴き手に価値あるプレゼンをしよう
3. 失敗に学ぶプレゼンをしよう

39

蛇足のプレゼン

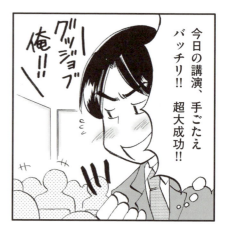

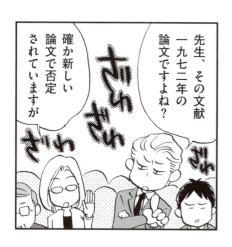

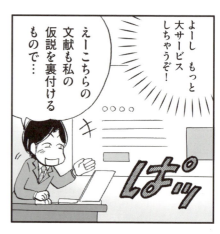

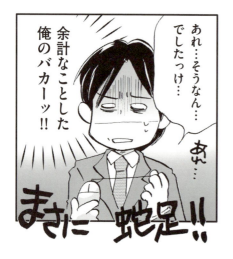

蛇足で時間オーバー！

　多くの研究では、期待通りの結果（positive data）を得られることのほうが少ない。得られたら気分は最高である。今回あなたは、期待通りだった結果を手に、プレゼンの準備段階から自信満々だった。

　イントロダクションで聴き手の心を掴み、滑り出しは上々。論理的に組み立てたボディの内容に、聴き手は「なるほど！」と納得した。コンクルージョンではプレゼンの全体を要約し結論を再度述べ、聴き手は満足な様子。それを見たあなたは少しばかり有頂天になった。そして、ついプレゼンの最後に「ところで…」と話題を転換し、結論を補強する参考文献のことを話し始めた。

　しばらくすると、聴き手がざわつき始めた。目の前の聴き手が私語を始め、「その文献は新しい論文で否定されているよね…」と囁き合った。それを耳にしたあなたは、背中に冷たいモノが流れるのを感じた。説得力のあるプレゼンが可能なはずだったのに、最後につけ加えた参考文献が古く、せっかくの期待通りの研究結果発表が台無しになってしまったのだ。だからといってプレゼンを途中で終えるわけにはいかず、終了時刻を大幅に超え、聴き手は不満を露わにした。

時間を守る

　多くの話し手は時間に無頓着だ。時間を超えても話し続ける。どうして言わなくてもいいことをつけ加えてしまうのだろう。親切心が高じて話し続けるのか、単に自分が言いたいから話し続けるのか、それとも、勢い余って止められないのか。主催者がハラハラしていてもお構いなし。

　例えば、学会などで複数の話し手が順番にプレゼンする場合、一人の話し手が時間をオーバーすると、後のスケジュールが滅茶苦茶になってしまう。次の話し手がプレゼンを短く切り上げさせられてしまうか、そのまま遅れを最後まで引きずってしまう。いずれにせよすべてに悪影響を及ぼすだろう。「時間が押していますので休憩時間を5分とさせてください」などのアナウンスがあると、聴き手はトイレに駆け込まなければならないし、昼食時間に食い込んでし

準備の時間 →	所要時間 →	評価検証の時間 →
・3Pを分析し戦略を立てる時間 ・シナリオを組み立てビジュアルを制作する時間 ・リハーサルをする時間	・実際に話す時間を1/2〜2/3に見積もる ・質疑応答の時間を考慮する ・トラブル対処の時間を考慮する	・プレゼンテーションを評価、検証する ・改善策を検証する ・聴き手の行動をフォローする

[図] 時間のマネジメント

まうと悲劇だ。話し手に罪の意識はないが、聴き手に大きな迷惑をかける。

それは、あなた自身の評価にも影響する。「早く終わらないかなあ…」から「早く終えてよ」、「もう止めろよ！」と聴き手の気持ちはどんどん怒りに変わってくる。少なくとも時間通りにプレゼンを終えよう。そうすれば、最低限度あなたの評判は保証される。

タイムマネジメント

どうすればプレゼンの時間管理ができるだろうか。まず、制限時間を超えて話し続けるのは悪だと考える。そして、時間ぴったりに終えることにチャレンジしよう。プレゼンを終えてジャスト時間通りだと、大いなる達成感がある。そのために、あなたはプレゼン中にスライドを操作し話をすること以外にしなければならないことがある。それはタイムマネジメントである（図）。

時間を管理するために事前に用意することは、手元に時計を置くこと。といっても、タイマーと腕時計はプレゼンに向かない。ピピッとタイマーが鳴って、タイマー音であなたがプレゼンを終えると、あなたはタイマーにコントロールされたロボットのようだ。また、話している最中に「あと何分かな」と腕時計を見る仕草をすると、この瞬間に聴き手の集中力は切れる。聴き手はあなたの仕草を見て、時間のことを思い出す。そうすると、聴き手は早く帰りたいと思うかもしれないし、次の会議を思い出すかもしれない。

プレゼン中は聴き手に時間の観念をもたせてはいけない。時間通りにプレゼンを始め、時間通りに終える。そうすると、聴き手は「えっ、もう終わり？」と余韻をもって、あなたのプレゼンを聴く。プレゼン会場をレイアウトする際

にも、聴き手から見える位置に時計を置いてはいけない。あなたの位置から見えるところがベストだ（参考p.56）。

アウトラインの時間配分

　イントロダクションからボディ、そして最後のコンクルージョンまで、あなたはいくつもの項目をこなさなければならない（参考p.86）。だからといって、制限時間を均等に割って項目ごとの時間を決めてはいけない。

　まず、イントロダクションとコンクルージョンの時間を決める。もちろん、制限時間やテーマによって異なるが、30分程度のプレゼンなら、イントロダクションに2分、コンクルージョンに3分と割り振ることだ。これ以上長く話してはいけない。イントロダクションでダラダラと自己紹介や背景を話すと、聴き手はそれだけで「この人は何を言いたいんだろう」とわからなくなってしまう。それに長いと嫌になってしまう。

　そうすると残りの時間は25分になる。これをボディの大項目3つに割り当てる。割り算すると1つの大項目が8分ぐらい。これを目安に時間配分をするといい。項目によって強弱があるから、そこは内容によって長短があっても良いだろう。あくまでも目安である。

　コンクルージョンは3分程度だが、短ければ短いほど聴き手は好感をもってくれる。間違ってもpositive dataに自信をもちすぎて、余計なことをつけ加えてしまわないように。

　いつ終わるか、いつ終わるかと思われるより、短く話しをして、そして最後にスパッと「ありがとうございました」と終えるのだ。何事もそうだが、「もうちょっと…」と思うところで終えよう。

教訓！
1. 功名心が蛇足になる
2. タイムオーバーは周りに迷惑をかける
3. イントロダクションとコンクルージョンはシンプルに

40

悪い知らせの伝え方

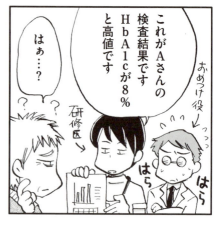

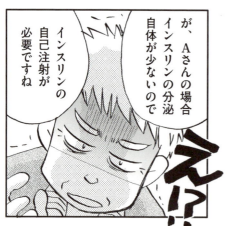

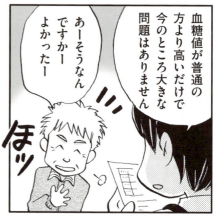

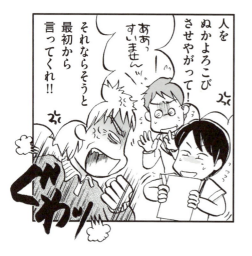

最初にそう言ってくれれば！

　今回は、患者への病状説明（informed concent：IC）である。
　あなたは診察室で検査結果を示し、治療について説明することになった。血糖値の値を示し、普通の人より高いが今のところ大きな問題にはなっていない旨を伝えた。それを聴いた患者さんはホッとした様子だった。続けて、あなたは、インスリンの分泌が少ないので自己注射が必要だと述べた。それを聴いた患者さんの表情はみるみるうちに変わり、「自分で注射しなければならないなら、最初にそう言ってくれればいいのにっ！」と不満を爆発させた。

結論から伝える

　実際に怒って診察室を飛び出すような患者さんはいないと思うが、あなたの知らないところで、家族やコメディカルに不満をこぼしているかもしれない。患者は、意外に医師の前では本音を言わない。
　患者さんに検査結果、病状、治療方針などを説明する場合、どのような順番で話をするかが重要だ。順番を間違えると患者さんは、あなたの話を聴きながら、「悪い結果なのか？」「良い結果なのか？」「もしかしたら…」などとあらぬ想像を巡らせながら聴く。想像しながら聴くわけだから、あなたの話は十分に理解していない可能性がある。
　あなたは患者さんを思いやり、悪い結論を最初に聞かせたくないと思うかもしれない。だから最後に言うべきだと考えるかもしれない。しかし、「インスリンの自己注射が必要」という結論を最後に述べたら、その間、患者さんを真綿で締め付けているようなものだ。患者さんにとって悪い結論であれ、良い結論であれ、結論から述べたほうがいい。

伝え方で変わる

　伝える内容より、伝える方法に注意が必要だ。患者さんにとって悪い結論でも、伝え方によってはショックを与えるし、冷静に受け止めてもらえることも

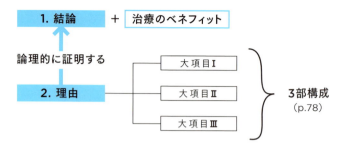

[図] ポジティブなシナリオ

ある。もし、あなたが冷たい態度で「インスリンの自己注射をしてください」と言い放つと、当然、患者さんはショックを受ける。患者さんの立場に立って物腰やわらかく、顔の表情や話し方のトーンなどに注意すると、同じことを言っても患者さんの受け止め方は変わる。

つまり、同じ内容をどのようなニュアンスで伝えるかは、あなたの非言語表現に左右されるわけだ。強い口調で言うか、心配そうに言うか、スマイルで伝えるか、それらによって患者さんの気持ちは変わる。

ポジティブにフォローする

患者さんがショックを受ける結論であっても、その後のフォローによって冷静に対処してくれる可能性がある。例えば、なぜこの治療方法が最善であるか理由を述べ、これ以上悪化しない方向に向かうことを伝える。あるいは、生活習慣の改善により症状が軽減するなど、生活全般に対する考え方や留意点を伝えて、自らの意志で健康的な生活を送るよう奨励する。そうすれば、治療に対するモチベーションが高まり、患者さんは前向きな気持ちになる。

このように、悪い知らせであっても話の最初に伝えることだ。そして、結論の理由や方法、今後の注意点などポジティブな話をする（図）。そうすれば、患者さんは前向きな気持ちになる。最後は、患者さんの気持ちに寄り添って話を終えよう。例えば、「生活をする上で不便なこともあるかもしれませんが、この治療を継続することによって少しでも快方に向かっていきましょう」などと。

特に深刻な病名を告げる場合などは、患者さんと一対一の状況で説明するの

は避けたほうが賢明だ。家族の人に同席してもらうことも考えよう。一番安心できる人がそばにいると、たとえ悪い知らせであっても、平常心を保つことができる。孤立状態で悪い知らせを聴くことは精神衛生上よくない。

　また、コメディカルにも参加してもらい、違った立場から話をしてもらうことも考えよう。他職種からもチームの考え方を示すことにより、患者さんは多面的に考えることができる。患者さんは一人からの意見ではなく、複数の意見を聞くことにより納得する可能性が高い。

リスクを示す

　すべての治療法は、患者さんに対するベネフィットもあればリスクもある。悪い知らせの場合にはポジティブにフォローすべきだといっても、それだけでは不十分。リスクも開示しておくことが重要である。特に最近では医師の地位は昔ほど高くない。患者サイドから「ネットの情報と違う」などと平気で言われてしまう時代なのである。その一方で、病気になると弱気になり、「先生にすべてお任せします」と言って済ませてしまおうとする方も多い。その言葉をうのみにしてはいけない。そんな時こそ治療法のリスクをしっかり説明しよう。

　そして、説明の最後には治療する医療者サイドが全力でサポートしていくことを伝えておくことだ。精神的な支えには家族や知人がいるが、医学的なことや治療に関しては、医師が支える立場にある。治療法に悩み、不安な患者にとって何よりも必要な結論でもあり、自分の疾患と治療を受け入れやすくなる。

　ICの成功に何よりも大切なのは、患者さんのキャラクター、療養環境を把握し、信頼関係を構築することである。患者さんの反応は十人十色。十二分に準備し、柔軟に対応しよう。

教訓！
1. 悪い知らせでも結論から伝える
2. 非言語表現でポジティブに伝える
3. 悪い知らせには必ずフォローが必要

41

プレゼンでは適度に緊張すべし

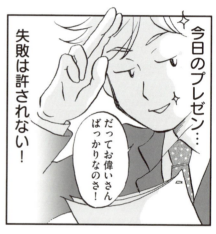

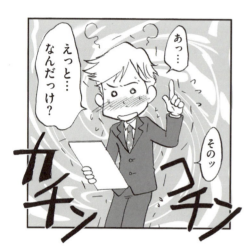

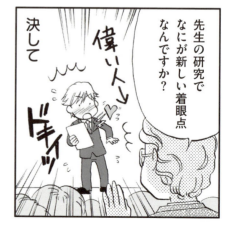

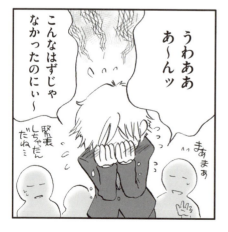

デキるやつと思われたい

　教授がずらりそろったなかでの研究結果発表。あなたはカッコよくプレゼンをしてデキるやつと評価されたい、論理的な話で「なるほど！」と思わせ最後にはたくさんの拍手をもらいたい、と、そう思って準備に精を出した。

　ところが、本番のプレゼンでは、失敗してはいけないと、つい気合いが入り過ぎてしまった。緊張のあまり途中で次の言葉を思い出せず、「え〜」や「あ〜」などのノイズが出る。教授のほうを見ると興味なさそうな表情。なんとかしなければと思うと余計にアガってしまい、額から汗がにじむ。あなたはプレゼンを終えて、「こんなはずではなかった！」と大いに後悔することになってしまった。教授たちが一番知りたかったのは、あなたの研究発表で、何が新たに発見されたのかということだけだったのに。

聴き手に「伝えたい！」気持ち

　なぜ、人は大勢の前に立つと緊張してアガってしまうのだろうか？　その答えは、あなたがうまくプレゼンをしたいとか、カッコよく振る舞いたいとか、良い評価をされたいなどと考えるからだ。そう考えると、聴き手の前で緊張する。もし、「何が何でも、この内容を聴き手に伝えたい」という気持ちが強ければ、あなたはきっと緊張することはないだろう。あなたは夢中になって伝えることに集中する。カッコなんぞ気にしていられないはずだ。

　緊張しないためには、自分のことばかり気にする雑念を取り払って、「伝えたい！」という気持ちを強くもつ。そして、「聴き手のためにプレゼンをする」という気持ちでプレゼンに臨むことだ。そのためには、まず、「このプレゼンは聴き手のためにあること」を再認識する。

　あなたのプレゼンの目的は、自分の名声を上げるためや自分が優秀であることを示すためではない。聴き手に新しい情報や考え方を提供することであり、それが聴き手のメリットになると熱意を込めて訴求することである。そして、結果的にプレゼンが成功すれば、それはあなたの評価につながる。

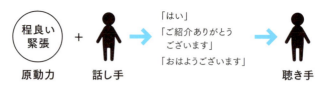

[図] サクセス・イメージ

緊張は原動力

　医学・医療のプレゼンは"人の命"に関わるテーマが多く、ただでさえ緊張感が伴うのだから、それが特別な状況でのプレゼンであればなおさら緊張する。緊張するとプレゼンは失敗する。しかし、気を抜いてテキトーにやろうとするともっと失敗する。プレゼンをナメてかかって行うと、単に失敗するだけでなく、聴き手に対して上から目線で、あなたの人間性が疑われることもある。

　と言っても、日ごろ用いていない尊敬語や謙譲語をプレゼンで多用するのはよくない。回りくどい印象となり、わかりにくく、うわすべりしてしまうだけである。相手を尊敬し、丁寧な言葉使いをするのはとても大切だが、乱暴な表現でなければ、なるべく使い慣れた平易な表現が望ましい。

　緊張してはいけないのではない。過度の緊張は問題だが、適度の緊張をもって臨めば、その緊張感が原動力となって、パワフルなプレゼンができる。テンションを上げて話をすると、メリハリのある話ができるのだ（図）。

　緊張し過ぎないために、1つ効果的な方法がある。それは大きな声を出すこと。大きな声を出すと気持ちが落ち着く。例えば、司会者に紹介されたら「はい」と大きな声で返事をする。聴き手の前にゆっくり歩き司会者に「ご紹介ありがとうございます」と大きな声でお礼を述べ、聴き手に向かい「みなさん、おはようございます」とゆっくり大きな声で挨拶する。これで、落ち着きのある、適度な緊張感をもつことができる。もし、せかせかと聴き手の前に立ち、小さな声で早口に挨拶をすると、余計に自信がなくなって、あなたは確実にアガってしまうだろう。

サクセス・イメージ

　さて、プレゼンの直前で何をすべきか。それは目をつぶってサクセス・イメージを描くことだ。それも自分が堂々と聴き手に向かって話をし、聴き手が興味津々であなたを見ている状態をイメージしてみる。

　例えば、司会者から紹介されて、あなたは「はい」と大きな声で返事をし、スクッと立ち上がり、ゆっくりと聴き手の前に立つ。前に立ってすぐに話し始めるのではなく、少し間を置いて、司会者に目線を合わせ「ご紹介ありがとうございます」とゆっくり話す。聴き手に向かって、いきなり挨拶するのではなく、会場全体を見渡し、ゆっくりエネルギーを込めて「おはようございます」と挨拶をする。せかせかしないで、ゆったりと行動する。そうすれば、あなたは落ち着く。大きな声で挨拶をすれば、自信が湧いてくる。

　自己紹介で、自分の名前を滑舌悪くものすごく早いスピードで言う人が多い。あなたは自分の名前がわかっているが、聴き手はよくわからない。ゆっくり一語一語を区切って発音することだ。そして、余裕をもって笑顔でウェルカムを表明する。イントロダクションでゆっくり大きな声で話をすれば、自信をもってプレゼンをスタートすることができる。

　ここまでサクセス・イメージを描いてプレゼンを開始する。そうすれば、少しばかりの緊張感をもってプレゼンができる。最初が良ければ最後まで落ち着いてプレゼンができる。

教訓！
1. 「伝えたい！」という気持ちを強くもつ
2. ゆっくり大きな声で始める
3. サクセス・イメージを描く

あとがき

　これまで、あなたは41の失敗事例をマンガで読んできた。こんなしくじりプレゼンはあり得ないと一笑に付さないでいただきたい。実際にあったことだ。きっと、あなたも過去に同じような失敗を起こしたかもしれない。いやいや、そんな馬鹿なまねはしないというかもしれない。

　しかし、一番の問題は失敗した自覚がないことだ。

　あなたにはこの41の事例から多くの失敗を共有し、今後のプレゼンに活かして欲しい。そのためには、このマンガに登場する話し手が、なぜこのようにしくじってしまったのかと、失敗の原因を考えてみることだ。そして、41項目にわたって解説したプレゼンのセオリーと比較してみていただきたい。

　失敗はたまたま起こるものではない。セオリーに反したプレゼンを行うことによって、あなたはプレゼンに失敗する。そのセオリーとは、聴き手の立場に立ってプレゼンの戦略を立てること。自分の言いたいことだけを喋ると、必ず聴き手は睡魔とたたかうことになる。

　もし、あなたがプレゼンの戦略を立てずにいきなり話し始めると、聴き手の興味や関心事に訴えかけることができない。プレゼンの目的・目標を明確にせずに聴き手の前に立つと、聴き手にとってみればあなたが何を言いたいのか全くわからない。それに場所と環境を分析せずにプレゼンを始めると、あなたは集中力の切れた聴き手に向かって話をしなければならない。

　それに、基本的なセオリーに基づいてシナリオを組み立てずに、思いつくままに話し始めると聴き手はちんぷんかんぷんだ。結論がよくわからないプレゼンは悲劇的だ。聴き手は欲求不満に陥ってしまう。

　セオリーに反して自分勝手にビジュアル機器を操作し、スライドに頼り切ってプレゼンを行うと、あなたはこの41のしくじりを再現することになる。

　あなたがプレゼンに失敗する前に、失敗事例から学ぶことができれば、あなたはプレゼンにしくじることはない。

２０１８年９月　　八幡　紕芦史